感染管理

ベーシックブック

編集：大滝　周／福岡絵美

メヂカルフレンド社

CONTENTS

第5章 職業感染対策（血液・体液曝露対策）とは？

第6章 卒業前（在学中）から繋がる感染管理教育とは？

表紙デザイン／スタジオダンク
本文デザイン／スタジオダンク、タクトシステム
本文イラスト／イオジン、スタートライン、ふじいふみか、Yuzuko
撮影／丹羽諭

執筆者一覧

● 編集

大滝　　周	昭和大学保健医療学部看護学科 准教授
福岡　絵美	昭和大学横浜市北部病院 看護部／感染管理室　感染管理認定看護師

● 執筆

大滝　　周	昭和大学保健医療学部看護学科 准教授
福岡　絵美	昭和大学横浜市北部病院 看護部／感染管理室　感染管理認定看護師
下司　映一	昭和大学保健医療学部長・内科学教授
川嶋　昌美	昭和大学保健医療学部看護学科 講師
西村　雅裕	ハクゾウメディカル株式会社 営業部 東日本ブロック 東京支店
上本　英次	ハクゾウメディカル株式会社 研究開発部 商品開発課

● 医学監修

鈴木　浩介	昭和大学横浜市北部病院 呼吸器センター医局長／感染管理室長
木村　有子	昭和大学大学院保健医療学研究科 講師／昭和大学歯科病院 歯科衛生士
蓧原　綾香	元昭和大学保健医療学部 助教

感染（感染症）って？ なぜ対策が必要なの？

第1章 Chapter 1

　皆さんは、"感染" あるいは "感染症" と聞いてどのようなことを想像しますか？

　"怖い…" "うつるかも…" あるいは "よくわからない…" など、漠然としたイメージを持たれている方も多いと思います。

　では "インフルエンザとは！？" と聞かれるとどのようなことを想像をしますか？　きっと、"冬になるとかかりやすい"、"高熱がでるらしい"、"一定期間学校に行けないらしい" など、感染や感染症という言葉より、身近なものに感じる人が多いのではないでしょうか。

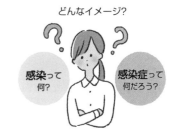

　知っての通り、インフルエンザも感染症の1つです。普段から、身近に忍び寄ってくる感染あるいは感染症について正しい知識を持ち、適切な対応を行うことで、防ぐことができます。

　みなさんが目指す医療従事者は、日々、多くの病いを抱えた患者さんや患者さんの家族などに関わります。その患者さんは、疾患や治療よって免疫力が低下し感染症に罹患しやすい状況であったり、すでに感染症に罹患している患者さんもいます。このような患者さんたちが同時に存在していることを前提に、様々な対策を行っています。

　将来、医療従事者になる学生さんたちは、臨床実習においてチームの一員として多くの患者さんと関わります。患者さんの安全を守るために、臨床実習前（大学や専門学校での講義や演習）から、「感染（感染対策含む）」に関する知識と技術の習得を積極的に行っていきましょう。感染を防ぐために必要な知識と技術を習得することは、患者さんそして自らの安全を守ることへと繋がります。

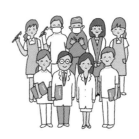

　知識と技術の定着は、1日にしてならず。日々の生活の中で取り入れながら、コツコツとトレーニングしていきましょう。

ことば

アメリカ疾病管理予防センター（Centers for Disease Control and Prevention：CDC）：CDCはアメリカ国内・国外を問わず、人々の健康と、安全の保護を主導する立場にあるアメリカ合衆国連邦政府機関で、感染対策に関するガイドラインや勧告も数多く発表しています。

1. 感染と感染対策

❶ 感染と感染症とは

▶ 感染（infection）：

　様々な感染経路を通して、病原体が生体内に侵入、定着、増殖し、寄生した状態を指します。

▶ 感染症（infection disease）：

　からだに反応があり症状が出現している状態をさします。

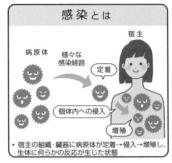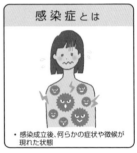

出典：病気がみえる vol.6；免疫・膠原病・感染症，第2版，メディックメディア，p 146，より一部改変

＊感染しても、すべての人が発症しているということではないので、注意しましょう。

❷ 感染の成立とは

　感染が成立するには、①その原因となる病原体、②その病原体が宿主に伝播される感染経路、③病原体の伝播を受けた宿主に感受性が存在することが必要となります。

　感染源となる病原体の「病原性」

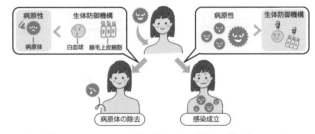

出典：病気がみえる vol.6；免疫・膠原病・感染症，第2版，メディックメディア，p 146，より一部改変

と病原体の「数」、宿主の生体防御機構の「バランス」が影響します。

（1）病原体とは…

　感染の原因となる微生物（病原性微生物）などをさします。微生物とは、目にみえないくらい微小な生物と定義され、病原体には、次のようなものがあげられます。

▶ 宿主細胞内のみで増殖し、核酸とタンパク質の殻のみの構造物である「ウイルス」

▶ 細胞壁をもち、核膜を持たない単細胞生物（原核生物）である「細菌」

▶ 細胞壁、核膜をもつ真核生物である「真菌」

▶ 核酸をもたない構造物である「プリオン」

（2）宿主とは…

　宿主（しゅくしゅ）とは、微生物などの寄生生物に寄生されるヒトや動物をさし、感受性宿主は、感染や感染症の発症を防ぐ力のないヒトや動物をさします。

（3）感染経路とは…

　病原体が感染源から宿主へ伝播してくる経路をさします。

感染経路には、接触感染、飛沫感染、空気感染、生物が媒介となる感染に大別できます。（詳細は、第3章）

　病原体が宿主に侵入するときに通過する部位を侵入門戸といい、眼、口、鼻、尿道口、皮膚の損傷部位などがあります。また、病原体が宿主から排出されるときに通過する部位を排出門戸といいます。

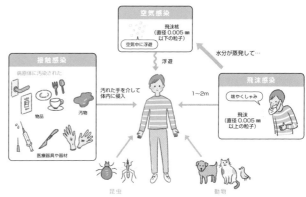

（4）生体防御機構とは…

　病原体や異物に非特異的に反応する自然免疫と、既知の病原体や異物に特異的に反応する獲得免疫によって担われています。

　▶自然免疫は、病原体や異物などが侵入すると、好中球やマクロファージなどの細胞が、非自己であることを大まかに認識して反応します。

　▶獲得免疫は、病原体や異物などが侵入すると、T細胞やB細胞などの細胞が、ある特定の非自己を標的として認識して反応します。

　感染に対する宿主の防御機構には、以下のような防御があります。

▶第1防御：バリア機構

　皮膚や粘膜が物理的な障壁となり、病原体の侵入を防ぎます（物理的バリア）。また、皮膚は弱酸性に保たれ、病原体の生育を抑制します（生物学的バリア）。

▶第2防御：自然免疫

　第1防御をすり抜けて体内に異物が侵入すると、第2防御として自然免疫が働きます。

▶第3防御：獲得免疫

　自然免疫で排除できなかった異物に対して、第3防御である獲得免疫が働きます。

❸ 外因性感染と内因性感染

　感染は、感染を引き起こす病原体の由来となる感染源の存在場所によって、外因性感染と内因性感染に、感染の伝播形式によって水平感染と垂直感染に分類されます。

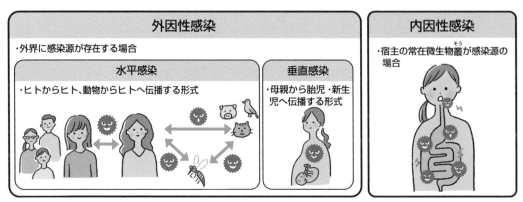

出典：病気がみえる vol.6；免疫・膠原病・感染症，第2版，メディックメディア，p 148，より一部改変

看護師国家試験（第107回 午後14）

Q. 母体から胎児への感染はどれか。

❶水平感染 ｜ ❷垂直感染 ｜ ❸接触感染 ｜ ❹飛沫感染

看護師国家試験（第102回 午前30）

Q. 母乳が主な感染経路となるのはどれか。

❶成人T細胞白血病〈ATL〉ウイルス ｜ ❷単純ヘルペスウイルス〈HSV〉
❸サイトメガロウイルス ｜ ❹風疹ウイルス

医師国家試験（第109回 B35）

Q. 児への直接の授乳を避けることで母乳を介した母子感染予防効果がある病原体はどれか。2つ選べ。

ⓐE型肝炎ウイルス ｜ ⓑインフルエンザウイルス ｜ ⓒヒト免疫不全ウイルス〈HIV〉
ⓓヒトパピローマウイルス〈HPV〉 ｜ ⓔヒトT細胞白血病ウイルス〈HTLV-I〉

＊解答は p.117

❹ 感染症の経過

　感染から発症までの間に、一定の潜伏期間が存在します。感染が成立したのち、発症する場合を顕性感染といい、感染しても症状がない（発症しない）場合を不顕性感染といいます。

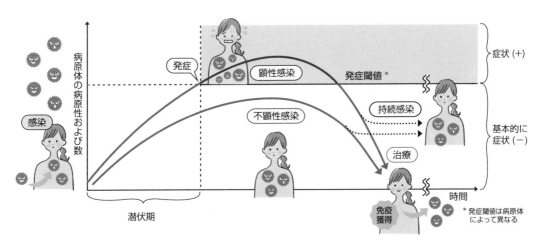

出典：病気がみえる vol.6；免疫・膠原病・感染症，第2版，メディックメディア，p 147，より一部改変

　病原体が体内から排除された状態を治癒といい、病原体が完全に排除できないまま感染が続く場合（病原体を保有している）状態を持続感染（潜伏感染）といいます。

❺ 医療関連感染（Healthcare-Associated Infection：HAI）

　最近、医療の場は病院だけではなく、介護施設や在宅など多くの場所に広がっており、それに伴い曝露した場所や感染した場所の特定が困難な場合も生じています。

　そのため、病院などの医療施設に関わらず、介護施設、在宅施設などのすべての医療現場（医療行為を受けるまたは提供する過程）において、感染症に罹患することを「医療関連感染」といいます。

　医療の現場で行われる医療行為には、患者さんの医療関連感染のリスクとなるものが多く存し、以下のようなものがあげられます。

　▶ **カテーテル留置**：カテーテル関連尿路感染、血管内留置カテーテル関連血流感染

　▶ **人工呼吸器装着**：人工呼吸器関連肺炎

　▶ **外科的処置**：手術部位感染

❻ 感染対策とは

　医療関連感染およびその拡大（アウトブレイク）から患者さんや医療従事者を守るために、正しい予防策を行うことが大切となります。

　予防策には、すべての患者に対して行う標準予防策と特定病原体の感染経路別予防策があります。本項では、標準予防策の基本的な知識（技術含む）と臨床実習での具体例（第2、4章）、感染経路別予防策の基本な知識（第3章）について学んでいきます。

　適切な感染対策を講じるために、病院などの各医療施設では、患者さんや医療従事者を医療関連感染の発生や拡大から守り、医師、看護師、薬剤師、臨床検査技師、病院事務などの様々な医療従事者から構成されている感染制御チーム（Infection Control Team：ICT）が組織されています。

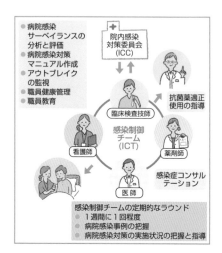

　ICTは、感染対策マニュアルの策定、感染対策の実施状況の把握と指導、スタッフへの教育などのコンサルテーション業務や感染症の発症動向の把握などのサーベイランス業務など、患者やその家族、医療従事者を守るという大事な役割を担っています。

　臨床実習において、医療チームの一員として、各病院で策定されている感染対策マニュアルに沿って行動できるように、本項では基本的な知識と技術を学んでいきましょう。

医師国家試験（第110回 C11）

Q. 院内感染対策チーム（ICT）で正しいのはどれか。

ⓐ薬剤師はチームに入らない。　│　ⓑ専従医師の配置が必須である。
ⓒ感染患者の治療に強制介入する。　│　ⓓ院内の感染症サーベイランスを行う。
ⓔ感染症アウトブレイクに際して結成される。

＊解答は p.117

ことば

アウトブレイク：一定期間内に同一病棟や同一機関といった、一定の場所で発生した医療関連感染の集積が通常より高い状態のことをさす。

サーベイランス：医療関連感染の発生に関する情報収集、分析、解釈し、結果を現場の医療者と共有して、感染防止に活用する一連のプロセスをさす。

Topic 最近の感染症事情

＊感染症発生動向調査からみる注目すべき感染症

（例：エボラ出血熱、麻疹、梅毒など）

　アフリカで流行を繰り返しているエボラウイルスは、血液や体液を介して感染し、進行すると致死率は90％に上ることもあります。日本でも、国立感染症研究所の専用施設にエボラ熱など最も危険とされる感染症のウイルスを輸入し、有事に備えようとしています。

　このほか、最近では2016年に関西国際空港で麻疹の集団感染が発生しました。日本はWHOにより麻疹排除状態にあると認定されましたが、まだまだ発生動向には注意が必要です。

＊新新興感染症：最近（1970年代以降）新しく認知され、急速に感染拡大しつつある感染症

（例：腸管出血性大腸菌、変異型クロイツフェルト・ヤコブ病、後天性免疫不全症候群（AIDS）など）

　このほかにも、重症急性呼吸器症候群（SARS）や中東呼吸器症候群（MERS）、高病原性鳥インフルエンザなどが含まれます。また、C型肝炎は皆さん当たり前にご存知かもしれませんが、これも1989年に原因がC型肝炎ウイルス（HCV）だと判明しました。

　新興に対して、以前から知られていた感染症で、近年再び感染拡大が問題視されているものに、結核、コレラ、マラリアなどがあり、これは「再興感染症」と呼びます。

＊輸入感染症：日本では稀だが、輸入品や海外渡航者により国外から持ち込まれる感染症

（例：デング熱、コレラ、細菌性赤痢など）

　厚生労働省検疫所のFORTHというサイトにアクセスすると、世界各国で流行している感染症を知ることができます。特に下痢を起こす腸管の感染症が多く、公衆衛生的な問題のほか、高度脱水で重症化する人もいます。海外旅行前には一度このサイトで、旅行先のリスクを確認しておくことをお勧めします。

＊バイオテロ

（細菌やウイルス、毒素などの生物剤を意図的または脅迫的に投射・散布することによって、政治的・経済的なパニックを引き起こすこと）

　現在テロに使用されるリスクのある感染症として、CDCは炭疽菌と天然痘に特に注意を払っています。過去には、2001年アメリカのテレビ局などに白い粉＝炭疽菌入りの封筒が送りつけられ、22名が感染し5名が死亡、17名が負傷しています。日本でも炭疽菌によるバイオテロが1993年に発生しています。

Topic 最近の感染対策物品事情
（アルコールフリータイプの手指消毒剤ほか）

　手指衛生は、手指に付着している病原性微生物を減少させ、感染リスクを下げる最も有効な手段の一つです。アルコールを主成分とする手指消毒剤の製品が多数発売され、医療現場ではよく使用されています。そのため、医療従事者は、アルコールを手指に塗布する機会が多く、アルコール過敏症やアルコールを頻繁に塗布することによる手荒れを発生させる方が一定数存在します。また、アルコールの使用が困難な方が使用できる手指消毒剤製品は少なく、アルコールを含まず手軽に使用できる手指消毒剤の開発要望が多くあったことから、アルコールフリータイプの手指消毒剤の開発を開始しました。

　含まれる成分、剤型、用量についての検討や効果・使用感の評価を重ね、2020年7月にベンザルコニウム塩化物 0.05w/v％を有効成分とするアルコールを含まない手指消毒剤（商品名：エレファフォーム）の発売を開始しました。フォームタイプであるため、手指全体に塗り広げやすく、優しい触感となっています。また、アルコールを含んでいないにもかかわらず複数のウイルスへの効果や殺菌効果が期待でき、更にヒアルロン酸ナトリウムを配合し、保湿効果を高めています。
手に優しいハンドソープや消毒剤を使用しても手荒れを起こすことはあります。また、新型コロナウイルスの発生により、石けんと流水による手洗いやアルコールによる手指消毒を実施する回数が増え、手荒れが増加する恐れがあります。

　米国のCDCガイドラインにおいて、医療従事者の手指消毒や手洗いによる刺激性接触皮膚炎の発症を最低限に抑えるためハンドローションやクリームを提供することは、推奨度の最も高いカテゴリーIAとなっています。手荒れがもたらすことで、手指衛生の順守率の低下に繋がることが最大の問題点となり、ハンドケアが重要となってきます。

　手荒れが気になる方、症状が改善されない方に手荒れ予防として使用できるハンドケアローションとして、3種類のバリア成分と保湿剤が配合された「ハクゾウハンドケアジェル　肌ほのか」は、医療従事者の手荒れ予防に役立つものとして商品化され販売されています。

（ハクゾウメディカル株式会社）

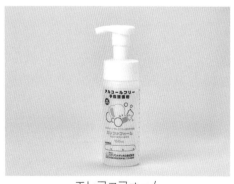

エレファフォーム

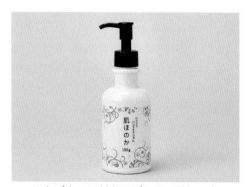

ハクゾウハンドケアジェル　肌ほのか

標準予防策とは?

1. 標準予防策 (スタンダードプリコーション)

❶ 標準予防策 (スタンドプリコーション：standard precautions) とは

標準予防策とは…

すべての患者の<u>血液、汗を除く体液、分泌物、排泄物、粘膜、損傷した皮膚</u>は、「感染の可能性がある」とみなし、感染症の有無に関わらず、すべての人に適応され、標準的に実施すべき感染対策のことをさす。

実践で標準予防策を行うためには、「標準予防策」の概念を理解し、その根拠に基づき行動できることが重要となります。

では、「感染の可能性がある」ものとされる汗を除くすべての体液・分泌物・排泄物とは、具体的にどのようなものがありますか? (＊解答例はp.117)

Q1. 体液とは? ➡ A1.【　　　　　　　　　　　　　　　　　　　　　　　　　】

Q2. 分泌物とは? ➡ A2.【　　　　　　　　　　　　　　　　　　　　　　　　　】

Q3. 排泄物とは? ➡ A3.【　　　　　　　　　　　　　　　　　　　　　　　　　】

> **POINT**
>
> 概念をそのまま覚えるのではなく、具体的なレベルまで落とし込みましょう。
> 具体的なレベルをあらかじめ学習することで、実際の場面で「根拠に基づく行動」を実践することに繋がります。

看護師国家試験 (第105回 午後20)

Q. スタンダードプリコーションの対象はどれか。

❶汗 ｜ ❷爪 ｜ ❸唾液 ｜ ❹頭髪 ＊解答はp.117

❷ 標準予防策を実施する目的

　標準予防策を実施する目的は、湿性生体物質（血液、体液、汗を除く分泌物、排泄物）や部位（傷のある皮膚、粘膜）を介して伝播する既知および未知の病原体による感染から患者さんと医療従事者の双方を守ることです。

　医療従事者は、患者さんと関わるとき、すべて患者さんの感染症を把握しているわけではありません。また、検査を受けていない患者さん、感染症が症状として現れていない潜伏期間の患者さんや血液中に抗体やウイルス遺伝子が検出されないウィンウドピリオドである患者さんの場合もあります。

　さらに、まだ誰にも知られていない、気づかれていないということもあり得ます。

　このような理由から、多くの患者さんに関わる医療従事者は、日頃、日常的に、誰に対しても標準予防策を徹底する必要があります。

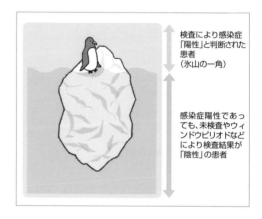

検査により感染症「陽性」と判断された患者（氷山の一角）

感染症陽性であっても、未検査やウィンドウピリオドなどにより検査結果が「陰性」の患者

❸ 標準予防策の要素

　標準予防策として、以下のような実践項目があげられます。本項では★印の手指衛生と個人防護具を取りあげます。

- ▶ 手指衛生★
- ▶ 個人防護具（Personal Protective Equipment：PPE）★
- ▶ 呼吸器衛生／咳エチケット
- ▶ 患者の配置
- ◉ 患者ケアに使用した器材・器具・機器の取り扱い

- ▶ 環境管理
- ▶ 布製品と洗濯物の取り扱い
- ▶ 安全な注射手技
- ▶ 特別な腰椎穿刺における感染防御手技
- ▶ 労働者の安全

こ と ば

ウィンドウピリオド（ウィンドウ期）：ウイルスに感染してから、検査で検出できるようになるまでの空白期間のことをさす。

曝露（ばくろ）：細菌・ウイルスや薬品などにさらすこと。また、さらされることをさす。

2. 手指衛生

❶ 手指衛生とは

手指の皮膚表面には、一過性に付着している通過菌や常在菌が、多く存在しています。皮脂や汗、剥落した皮膚の細胞、埃などにより日常的に汚れている状態にあります。

手指衛生とは、手指の微生物数をできる限り減らすための「石けんと流水による手洗い」あるいは「擦式手指消毒剤を用いた手指消毒」を行うことです。

手洗いは、以下に分類されます。

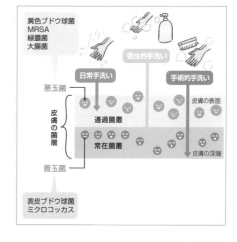

種類	内容
日常的手洗い	食事の前、トイレの使用後や帰宅時など日常生活で行う手洗い。 目的：汚れや一過性の通過菌の一部を除去する。
衛生的手洗い	主に医療従事者が医療関連感染の予防策として行う手洗い。 目的：通過菌のすべてを除去する。
手術時手洗い （手術時手指消毒）	医療従事者が手術前に行う手洗い。（消毒薬を用いた手洗い） 目的：常在菌を減らし、手術中において手指の細菌増殖を抑制する。

手指衛生の目的は、病原体が手指を介して伝播することを防ぐことです。

Topic　手指に潜む細菌

手にはどのくらいの細菌が付着していると思いますか？

手の健康な皮膚には1cm^{2}あたり4万～400万個もの細菌が存在しています。これらの細菌は、常在菌（定住フローラ）と通過菌（一過性フローラ）に分けられます。

常在菌はコアグラーゼ陰性ブドウ球菌が代表的で、皮膚のしわなどの深層に定着しているため手指衛生で完全に除去するのは困難です。ただ、これらの細菌は普段は何の悪影響もなく、私たちと共存できる存在です。一方、通過菌は、環境に触れたことで皮膚表面や爪などに一過性に付着したもので、大腸菌や黄色ブドウ球菌など様々な種類があります。この通過菌が感染の原因になることが多いのですが、これは手洗いや手指消毒でほとんど除去することができます。

ただし、爪を伸ばしていると、短く切って整えている場合より指先の細菌数が多くなります。爪の白い部分が1～2mm程度に比べて、4mmの場合には指先から回収される細菌数が約7倍にもなります（片手で約2万個対 片手で約14万個）。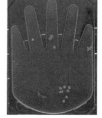

医療者たるもの、爪は常に短く切って、衛生的な手の維持を心がけましょう。また、手指衛生を行うときは、指先&爪に意識を向けることが重要ですね。

私たちの「手」は、日常生活を営む上で、私たちの人生を豊かにしてくれるものです。そして、私たち医療従事者にとっての「手」は、患者さんから情報を得るための「手」、患者さんを癒すための「手」、医療行為を提供するための「手」など、患者さんと関わる様々な場面で活躍する相棒となります。しかし、病原体は、この「手」より伝播します。

　効果的な「手指衛生」を行うことは、手指を介した感染から患者を守るとともに、病原体から医療従事者を守ることへと繋がります。

＊日頃から、ハンドクリームなどの保湿剤を使用するなど、手荒れを防ぐ習慣を身につけることも大切です（p.12の「Topic：最近の感染対策物品事情」も参照しよう）。

Topic 感染制御の父　イグナッツ・ゼンメルワイス

　ゼンメルワイスというハンガリーの産科医をご存知ですか？そして彼が"感染制御の父"と呼ばれていることを。今では医療現場で日常的に行われる手洗いや手指消毒ですが、この重要性を最初に提唱したのがゼンメルワイスなのです。

　病原体の存在が知られていなかった1800年代、産褥熱により多くの命が失われていました（産婦の産褥熱による死亡率は最高30％もあったと言われています）。産褥熱とは、分娩後24時間から産褥10日目までに発症する子宮を中心とした骨盤内感染で、分娩時に生じた傷口から細菌が侵入することが主な原因です。ですが当時は原因は分かっていません。

　そんななかゼンメルワイスは、自分の勤務する病院の2つの病棟で産褥熱による死亡率に奇妙な差があること（医師や医学生が分娩を担当する第1病棟では死亡率7〜16％、助産師が分娩を担当する第2病棟では2〜8％）に疑問を抱きます。

　ゼンメルワイスは、死体解剖室で作業をしている医師や医学生が分娩に呼ばれてそのまま分娩室に行って介助している様子を見て、医師の手から産婦に死体微粒子（現代でいう細菌などの病原体）が移されて産褥熱が生じているのではないかと考え、彼らに診察を行う前に必ず手洗いをさせることにしました。その結果、産婦の死亡率は激減したのです（第1病棟の死亡率は1％に低下）。ゼンメルワイスの仮説が正しいことが証明されました。しかし、当時は妊婦を診察する前に毎回手を洗うのは面倒過ぎると反論され、また医師達も、自分たちの手が多くの死を引き起こしていることを認めようとしなかったため、彼の偉業は長い間歴史の中に埋没したのです。

　それから約170年程度の時が経ち、医療も発展しました。しかし現代でも、手指衛生を面倒だと言う人が時々います。手指衛生を怠り、あるいはスキルが不足していて患者さん感染させてしまう医療者もいます。簡単な行為、なのに習慣化できない手指衛生…。

　「この私の汚れた手で墓場に送られた婦人達の数はただ神のみが知りたまうところです」

　これはゼンメルワイスの言葉です。

　彼自身も知りたくなかった手指衛生不履行が招く悲惨な事実は、1世紀以上前に解明されています。これだけ時間が経ったのに、なぜいまだに手指衛生を徹底できない医療従事者がいるのか。自分達の手が引き起こすリスクを受け止め、手指衛生という基本スキルを獲得し、これ以上命を落とす人がいないように願ったゼンメルワイスの想いに恥じないナースでいたいと、私は思います。皆さんは何を感じましたか？

❷ 手指衛生のタイミング

WHO（World Health Organization：世界保健機関）のガイドラインでは、効果的な手指衛生のタイミングとして、右の5つのタイミングを推奨しています。

では、5つのタイミングの「なぜ？（理由）」を確認してみましょう。そしてそのタイミングの具体的な「場面」を考えてみましょう。

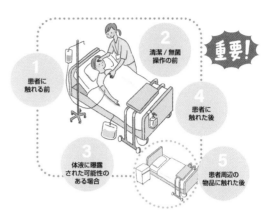

（WHO：My 5 Moments for hand hygiene を基に作成）

（1）患者に触れる<u>前</u>

＜なぜ？＞

医療エリアに存在する病原体が、医療従事者の手指を介して患者に伝播するのを防ぐため

Q1．どんな場面かな？

➡ A1．【　　　　　　　　　　　　　　　　　　　　　　　　】

（2）清潔／無菌操作の<u>前</u>

＜なぜ？＞

医療従事者の手指からあるいは患者のある部位から他の部位へ病原体が伝播するのを防ぐため

Q2．どんな場面かな？

➡ A2．【　　　　　　　　　　　　　　　　　　　　　　　　】

（3）体液に曝露された可能性がある<u>場合</u>

＜なぜ？＞

患者の病原体が患者の周囲環境や医療エリアに伝播するのを防ぐため、患者が保有する病原体による医療従事者の保菌や感染を防ぐため

Q3．どんな場面かな？

➡ A3．【　　　　　　　　　　　　　　　　　　　　　　　　】

（4）患者に触れた後

＜なぜ？＞

患者の病原体が医療エリアに伝播するのを防ぐため、患者が保有する病原体による医療従事者の保菌や感染を防ぐため

Q4．ではどんな場面があるかな？

➡ A4．【　　　　　　　　　　　　　　　　　　　　　　　　　　　　　】

（5）患者の周囲環境に触れた後

＜なぜ？＞

患者の周囲環境に付着した病原体が医療エリアに伝播するのを防ぐため、患者が保有する病原体による医療従事者の保菌や感染を防ぐため

Q5．どんな場面があるかな？

➡ A5．【　　　　　　　　　　　　　　　　　　　　　　　　　　　　　】

＊Q1〜5の解答例（A1〜5）はp.117

タイミングに関しては、「第3章：標準予防策の実際をのぞいてみよう♪」で、具体的な場面を用いて、学習してみましょう。適切なタイミングで手指衛生を行うことで、患者ゾーンと医療エリアに存在する病原体が「手指を介して伝播すること」を防ぎます。

ことば

患者ゾーン：患者自身と患者周囲の環境や物品を含む領域をさす。患者ゾーンは、患者が保有する微生物で汚染されている周囲環境も含む範囲です。患者を中心に動くものととらえます。
医療エリア：患者環境以外の領域をさす。他の患者や医療従事者が保有する微生物で汚染されているエリアとしてとらえます。

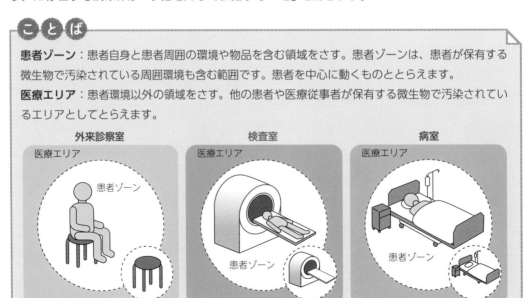

外来診察室	検査室	病室
医療エリア 患者ゾーン	医療エリア 患者ゾーン	医療エリア 患者ゾーン

❸ 手指衛生の方法

　手指衛生には、「石けんと流水」による手洗いと擦式手指消毒剤を用いた手指消毒の２種類があります。手に目に見える汚れがある場合やたんぱく質物質で汚染されている場合などは、石けんと流水を用いた手洗いが基本です。目に見える汚染がない場合は、手の常在菌を減らすために、擦式消毒用アルコール製剤を手指全体に擦り込みます。

　目に見える汚れがない場合でも、擦式消毒用アルコール製剤による殺菌効果は期待できないあるいは不十分な微生物（例：芽胞形成菌、ノロウイルスやロタウイルスなど）は、石けんと流水による手洗いで物理的に取り除くことが推奨されます。

【手洗い】
石けんと流水

目に見える汚染がある

目に見えないが
汚染された
可能性がある

【手指消毒】
擦式消毒用アルコール製剤

目に見える汚染はない

　効果的な手指衛生を行うための準備を行います。では、自分の手を見て点検してみます。

Q.　爪は、短く清潔に保たれていますか？

　➡ 爪が伸びていると爪と皮膚の間に洗い残しが出るため、適切な長さに切っておきます。

Q.　指輪は、外していますか？

　➡ 可能であれば、結婚指輪も外すことが望ましいです。

Q.　時計やブレスレットは外していますか？

　➡ 指輪や時計の内側には様々な菌が存在している可能性があり、手指衛生時に洗い残しや消毒ミスが生じやすいため、手指衛生をする前に外しておく必要があります。

Q.　袖はまくり上げていますか？（半袖着用ですか？）

　➡ 手指に近い袖は汚染されていることが多いため、手指衛生をする前にまくり上げましょう。患者に接触するときには、半袖を着用すること望ましいです。

Q.　手荒れや傷はありませんか？

　➡ 手洗い部位には、常在菌や通過性の細菌が定着しやすいです。また、傷のある部位などは、アルコール製剤に触れたり手を擦ることで痛みが生じます。そのため、洗い残しなどのミスが生じやすくなります。

　こまめに保護クリームを使用するなど、普段からのハンドケアを行うことも、効果的な手指衛生を行う上で大切となります。

▶ 石けんと流水を用いた手洗い

抗菌薬添加または無添加の石けんと流水を使用した手指衛生をさします。

手が目に見えて汚染されている場合、血液・体液で汚染された場合、アルコールによる殺菌が期待できない微生物に接触した場合は、石けんと流水による手洗いを30秒かけて実施しましょう。

手順を以下に示します。

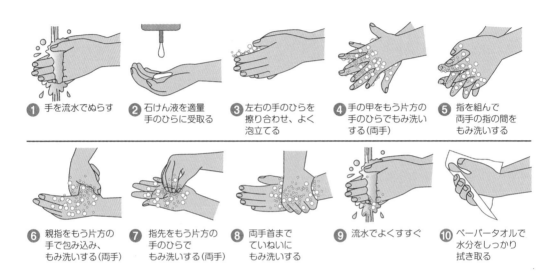

① 手を流水でぬらす
② 石けん液を適量手のひらに受取る
③ 左右の手のひらを擦り合わせ、よく泡立てる
④ 手の甲をもう片方の手のひらでもみ洗いする(両手)
⑤ 指を組んで両手の指の間をもみ洗いする

⑥ 親指をもう片方の手で包み込み、もみ洗いする(両手)
⑦ 指先をもう片方の手のひらでもみ洗いする(両手)
⑧ 両手首までていねいにもみ洗いする
⑨ 流水でよくすすぐ
⑩ ペーパータオルで水分をしっかり拭き取る

やってみよう！ では、石けんと流水を用いた手洗いのトレーニングを行ってみよう！

POINT

正しい手順通りに実施できように、繰り返しトレーニングすることが重要です。

▶ 手洗いをするシンクの周囲は、緑膿菌やセラチア菌などの微生物で汚染されることもあるので、不用意に触れないように注意しましょう。

▶ 手順③：よく泡立てることで、洗浄力が発揮されるため、しっかり泡立てるようにします。

▶ 手順④〜⑦：「指先・指の間・親指の付け根・手首」は、手洗いの漏れが生じやすい場所です。

▶ 石けん成分が残ると手荒れにも繋がるため、十分な水で洗い流しましょう。

▶ 衛生面を考慮し、使い捨てのペーパータオルを使用します。水分が残っていると、微生物が媒介しやすくなるため、水分を完全にふき取って乾かします。

擦式手指消毒剤を用いた手指消毒

擦式手指消毒剤を手に擦り込む手指衛生をさします。

❶		速乾性手指製剤を指を曲げながら適量受ける	❺		指を組んで両手の指の間を擦る
❷		手のひらと手のひらを擦り合わせる	❻		親指をもう片方の手で包みねじり擦る(両手)
❸		指の両手、指の背をもう片方の手のひらで擦る	❼		両手首まで丁寧に擦る
❹		手の甲ともう片方の手のひらで擦る	❽		乾くまで擦り込む

やってみよう！ では、擦式手指消毒剤を用いた手指消毒のトレーニングを行ってみよう！

POINT

正しい手順通りに実施できように、繰り返しトレーニングすることが重要です。

▶ 手順①：適量とは、3mL 程度（1～2プッシュ）となります。
▶ 手順③：指をしっかり立て、爪と皮膚の間を消毒します。
▶ 手順④～⑦：「指先・指の間・親指の付け根・手首」は、消毒漏れが生じやすい場所です。
▶ 手順⑧：パタパタと手を振って乾かさず、乾くまですり込みましょう。

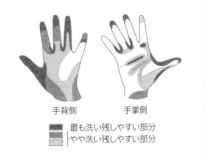

手背側　　手掌側

■ 最も洗い残しやすい部分
□ やや洗い残しやすい部分

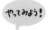 トレーニング後は、手指衛生のチェック表を用いて、自己評価（または他者評価）をしてみよう。

擦式手指消毒剤を用いた手指消毒のチェック表

	項目	評価
1	擦式消毒用手指消毒剤を、指を曲げながら適量受けることができる。	
2	手のひらと手のひらを擦り合わせることができる。	
3	指の先（爪）、指の背をもう片方の手のひらで擦ることができる。（　左　・　右　）	
4	手の甲ともう片方の手のひらで擦ることができる。（　左　・　右　）	
5	指を組んで両手の指の間を擦ることができる。（　左　・　右　）	
6	親指とその根元を片方の手で包みねじり擦ることができる。（　左　・　右　）	
7	両手首まで丁寧に擦ることができる。	
8	乾くまで擦り込むことができる。	

その他：気付いた点、追加する点、修正する点

やってみよう！ 適切な手指衛生ができているか、客観的に評価してみよう。

【必要物品】手洗いチェッカー、専用ローション、延長コード、評価シート

　　　　＊専用ローションが、専用ライトに当てると発色します。

【手順】

1．評価者は、ローションを適量、評価を受ける人の手につける。

＜擦式手指消毒剤を用いた手指消毒の評価＞

2．評価を受ける人は、手順通りに、手指衛生を行う。

　＊あくまでも「いつも通り」に実施することが大切です。適切な評価につながります。

3．手洗いチェッカーで確認をする。

▶ すべて発色した場合：「手指消毒剤を用いた適切な手指衛生が実施できた」と評価できる（左写真）。

▶ ところどころ発色した場合は：「発色した部分のみ、手指衛生ができた（発色していなかった部分は、手指衛生が実施できていなかった）」と評価できる（中央写真）。

＜石けんと流水を用いた手洗いの評価＞

4．評価を受けた人は、手順通りに、石けんと流水で手を洗う。

　＊あくまでも「いつも通り」に実施することが大切です。適切な評価につながります。

5．手洗いチェッカーで確認をする。

▶ まったく発色していなかった場合は、「適切な手洗いが実施できた（洗い残しがない）」と評価できる。

▶ ところどころ発色した場合は、「発色した部分のみ、適切な手洗いが実施できていなかった（発色していなかった部分は、手洗いができた。しかし、洗い残しがある）」と評価できる（右写真）。

6．評価を受けた人は、チェックシートに結果を記載し、自身の手指衛生のミスしやすいポイントを把握する。

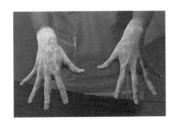 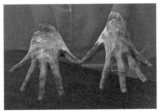 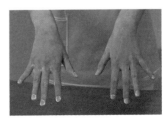

チェックシート（例）

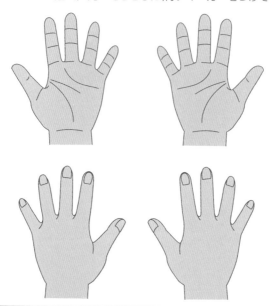

Q1. 青く（白く）光ったところに，赤いマーカーをつけてみましょう
Q2. 青く（白く）光ったところに，青いマーカーをつけてみましょう

感染管理認定看護師からのコメント

ポイント

　十分な時間をかけて、意識的に洗う（消毒する）ことはできましたか？ では、どこにミスポイントがありましたか？ 自分のミスしやすい傾向や箇所を知ることはとても重要です。そして、それを自覚したうえで意識的に手指衛生ができれば良いのです。

　また、手が荒れている部位や"まめ"や"たこ"の部位というのは、細菌がくっつきやすいので要注意です。また、定着するとなかなか取れません。まずはできる限り手荒れが生じないよう日頃からハンドケアを行うことが大切です。そして"まめ"などのある箇所は入念に洗う（消毒）するよう意識して心がけましょう。

　とは言うものの、実際の医療現場では、手指衛生は日常茶飯事の行為であるにも関わらず、次はあの患者さんのケア…、次は○○さんの手術申し送り…などと課題が山積みで、手指衛生を「意識して行う」ことが意外と難しいです。だからこそ、学生のうちに、勝手に手が動くくらいに完璧に身につけてしまいましょう！ これには繰り返しの訓練あるのみです。

　この手指衛生こそが、患者さんと、医療現場で働く自分とその家族までをも守る基本になるということを忘れないでください。新型コロナウイルスの影響でその重要性が認識され生活に定着した手指衛生。私たち医療者には、この基本行為が実践できて当然と、より一層厳しい目が向けられています。

　あなたの手指衛生、見られていますよ

　これを自覚しながら、当たり前の行為を当たり前に実践できる…患者さんに安心してもらえるそんな医療者になりたいですね。

看護師国家試験（第97回 午前119）

Q. 新生児病棟における感染予防で最も重要なのはどれか。

❶面会の制限 ｜ ❷手洗いの徹底 ｜ ❸ガウンの着用 ｜ ❹リネンの滅菌

医師国家試験（第102回 B46）

Q. ある病院において院内感染対策を強化することとした。院内感染症対策委員会〈ICC〉の下に感染制御チーム〈ICT〉を立ち上げた。ICTは病院職員の手洗いを標準予防策に則ったものとする教育をまず行うこととした。手洗いの手順（①〜⑤）を別に示す。手洗いの手順で最後に行うのはどれか。

ⓐ① ｜ ⓑ② ｜ ⓒ③ ｜ ⓓ④ ｜ ⓔ⑤

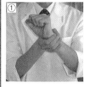

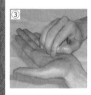
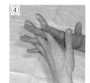
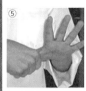

薬剤師国家試験（第100回 302）

Q. 地区の小学校の校長から担当の学校薬剤師に連絡があり、「適切な手洗い方法を児童に指導して欲しい」との依頼があった。学校薬剤師は小学校を訪れて児童に手洗いの指導を行った。手洗いが不充分になりやすく、指導の優先度が高い部位は以下のどれか。2つ選べ。

❶1 ｜ ❷2 ｜ ❸3 ｜ ❹4

1 指先 ｜ 2 手の甲 ｜ 3 手のひら ｜ 4 指の付け根の間

＊解答はp.117

3. 個人防護具

❶ 個人防護具とは

個人防護具（Personal Protective Equipment：PPE）とは、感染症を引きおこす恐れがある病原体から患者さん・医療従事者の身を守るために着用するものをさします。

PPEとして用いられるものには、手袋、ガウン、サージカルマスク、フェイスシールド、ゴーグル、キャップなどがあります。

PPEは、標準予防策の考えに基づき、感染症の有無にかかわらず、血液、汗を除く体液・分泌物・排泄物、損傷した皮膚・粘膜に曝露する可能性がある場合に着用します。

個人防護具を着用する目的は、病原体からがヒトからヒト、また患者のある部分からほかの部分に伝播することを防ぐと同時に、医療従事者のユニホームへの汚染防止となります。

医療従事者は、ケアや処置において、自身の体のどの部分に、どの程度の曝露が生じるかを査定（アセスメント）し、適切なPPE の選択をする必要があります。

また感染性のある病原体への曝露を最小限にとどめるために、ただPPEを着用すればよいというものではなく、適切な方法で着用し（着衣）、脱ぐ（脱衣）必要があります。

個人防護具は、必要な場面で適切なものを選択して使用しなければ、役割を十分に発揮することができません。

個人防護具を適切に使用することで、血液、汗を除く体液・分泌物・排泄物などの湿性生体物質による汚染から医療従事者や患者さんを守り、HAI（医療関連感染）を減少させることができます。

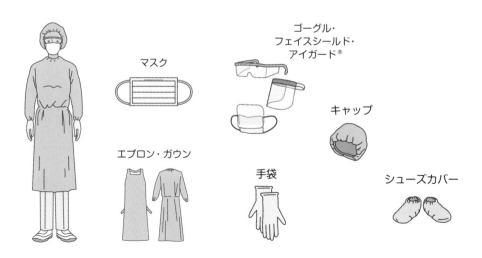

マスク

ゴーグル・
フェイスシールド・
アイガード®

キャップ

エプロン・ガウン

手袋

シューズカバー

❷ 個人防護具の種類

（1）手袋

　手袋を使用する目的は、手指の曝露による病原体の伝播や二次感染を防ぐことです。

　血液、体液、分泌物、排泄物などとの接触があるときや、粘膜や傷のある皮膚と接触する可能性があるときに用います。

　手袋を使用するときは、手袋の表面を汚染しないように箱から出したばかりの新品のものを使用しましょう（再利用は不可）。また、手のサイズにフィットするものを選びましょう。

　中心静脈カテーテルの挿入や手術的処置など無菌的操作が必要な場合には、滅菌手袋を用います。手袋の装着の前後には、必ず、手指衛生を行いましょう。

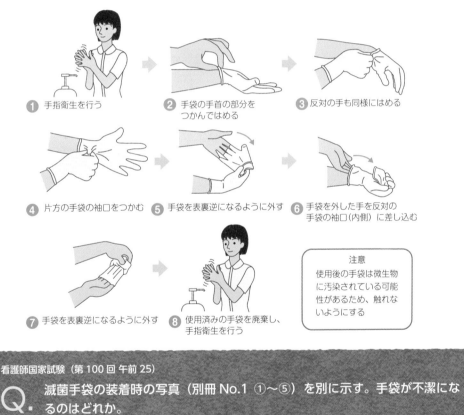

❶ 手指衛生を行う

❷ 手袋の手首の部分を
つかんではめる

❸ 反対の手も同様にはめる

❹ 片方の手袋の袖口をつかむ

❺ 手袋を表裏逆になるように外す

❻ 手袋を外した手を反対の
手袋の袖口（内側）に差し込む

❼ 手袋を表裏逆になるように外す

❽ 使用済みの手袋を廃棄し、
手指衛生を行う

注意
使用後の手袋は微生物に汚染されている可能性があるため、触れないようにする

● 看護師国家試験（第100回 午前25）

Q. 滅菌手袋の装着時の写真（別冊 No.1 ①～⑤）を別に示す。手袋が不潔になるのはどれか。

❶① ┃ ❷② ┃ ❸③ ┃ ❹④ ┃ ❺⑤

① ② ③ ④ ⑤

＊解答は p.117

（2）エプロンやガウン

　エプロンやガウンの着用目的は、血液、体液や排泄物の飛散する可能性のあるケアや処置を実施するときに、衣類や体表の汚染を防ぐことです。

　血液、体液、分泌物、排泄物などとの接触が予測されるケアや処置を実施するときに用います。

　ガウンとエプロンのどちらを選択するかは、ケアや処置の内容、曝露する体液の量、感染症の場合にはその感染力などを考慮します。

　各施設で感染対策マニュアルに基準がある場合は、基準に沿って行動しましょう。

1）エプロンの着脱

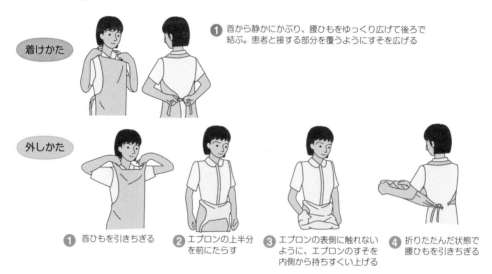

着けかた

❶ 首から静かにかぶり、腰ひもをゆっくり広げて後ろで結ぶ。患者と接する部分を覆うようにすそを広げる

外しかた

❶ 首ひもを引きちぎる

❷ エプロンの上半分を前にたらす

❸ エプロンの表側に触れないように、エプロンのすそを内側から持ちすくい上げる

❹ 折りたたんだ状態で腰ひもを引きちぎる

2）ガウンの着脱

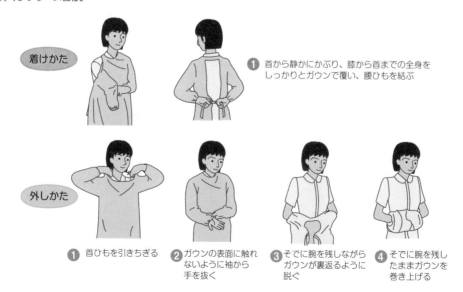

着けかた

❶ 首から静かにかぶり、膝から首までの全身をしっかりとガウンで覆い、腰ひもを結ぶ

外しかた

❶ 首ひもを引きちぎる

❷ ガウンの表面に触れないように袖から手を抜く

❸ そでに腕を残しながらガウンが裏返るように脱ぐ

❹ そでに腕を残したままガウンを巻き上げる

（3）マスク（サージカルマスク）とゴーグル、フェイスシールド

　マスクとゴーグル、フェイスシールドの着用目的は、血液、体液、分泌物が飛散する可能性のあるケアや処置を実施するときに、目、鼻、口腔の粘膜への病原体の曝露とそれによる感染を防ぐことです。

　血液、体液や分泌物の飛散が予測されるケアや処置を実施するときに用います。

1）マスク

　マスクは、耳ゴムタイプのものと紐タイプのものに分けられます。

　耳ゴムタイプのマスクは、素早く装着できるため、病棟などにおける短時間でのケアや簡易的な処置の際に用いられることが多いです。

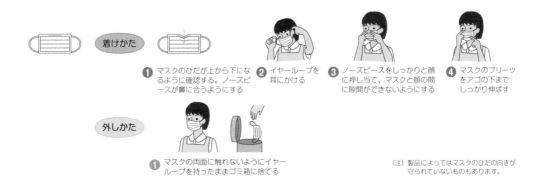

着けかた
❶ マスクのひだが上から下になるように確認する。ノーズピースが鼻に合うようにする
❷ イヤーループを耳にかける
❸ ノーズピースをしっかりと顔に押し当て、マスクと顔の間に隙間ができないようにする
❹ マスクのプリーツをアゴの下までしっかり伸ばす

外しかた
❶ マスクの両面に触れないようにイヤーループを持ったままゴミ箱に捨てる

（注）製品によってはマスクのひだの向きが守られていないものもあります。

　紐タイプのマスクは、主に手術室で使用されます。米国周術期看護師協会（AORN）は、手術室で用いるマスクとして、頬とマスクの間に隙間ができづらい、外すときにマスク本体にふれる危険性が少ないという理由から紐タイプのマスクを推奨しています。

（AORN 2016 Guidelines for Perioperative Practice より）

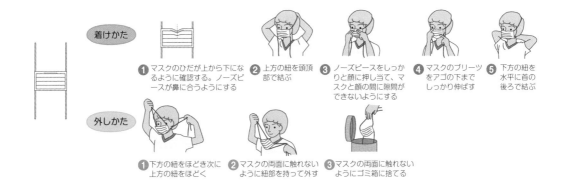

着けかた
❶ マスクのひだが上から下になるように確認する。ノーズピースが鼻に合うようにする
❷ 上方の紐を頭頂部で結ぶ
❸ ノーズピースをしっかりと顔に押し当て、マスクと顔の間に隙間ができないようにする
❹ マスクのプリーツをアゴの下までしっかり伸ばす
❺ 下方の紐を水平に首の後ろで結ぶ

外しかた
❶ 下方の紐をほどき次に上方の紐をほどく
❷ マスクの両面に触れないように紐部を持って外す
❸ マスクの両面に触れないようにゴミ箱に捨てる

　マスクの外側は汚染しているものとして、触れないように取り扱いましょう。

2）ゴーグル、フェイスシールド、アイガード

ゴーグルやフェイスシールドは様々なタイプがあります。最近では、マスクに直接くっつくタイプのものもあります。

使用用途に合わせて適切な製品を選ぶことが大切です。ゴーグルやフェイスシールドは、目が覆われるように着用しましょう。

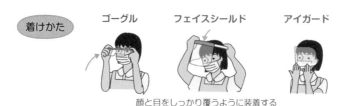

着けかた　ゴーグル　フェイスシールド　アイガード
顔と目をしっかり覆うように装着する

外しかた　　外側表面は汚染されているため、ゴムひもやフレーム部分をつまんで外し、そのまま破棄するか所定の場所に戻す

Topic　個人を守るための個人防護具だけど…

①手袋には穴が開いている…って本当!?

手袋には使用中にピンホール（針を刺して生じる程度の穴）が生じる可能性があります。実際に、使用後の手袋の4.1％に目に見えるピンホールがあったと報告されています。

ピンホールは直径が約1mm程度ですが、細菌にとっては大きな穴です。大腸菌や結核菌などの代表的な細菌の大きさはだいたい1～4マイクロメートル（μm）くらいです。1,000μmというのは1mmの1000分の1です。つまり、直径1μmの細菌であれば1,000個、直径4μmの細菌であれば250個が、横一列に並んで通れてしまうのです。

ですから、手袋をしていたから自分の手はきれいだ、安全だとは思いこまず、手袋を外した後の手は「汚染されている」と思って、手指衛生を行うことが重要です。

また、手袋は工場で生産され清潔な状態が保たれています。患者さんに清潔な手指で触れるためにも、箱の中の清潔な手袋を衛生的に保存するためにも、手袋を着用する前には、必ず手指衛生を行いましょう。

②エプロンには裏表があるの!?

エプロンは製品によって、たたまれて箱に入っているものや、ロール状のものなど様々ありますが、これらは着用する際、静電気などで広げにくいことがあります。
学生さんや新人の演習を担当していると、エプロンを広げるために裾をもってバサバサと勢いよく振っている場面をよく見かけます。

素早くエプロンを広げたい気持ちはよく分かりますが、医療現場で適切な行為でしょうか。考え

てみてください。

　バサバサと激しく振ることで、床面の埃や粉塵などが舞い上がります。これらの中には肺炎を引き起こすようなカビ類（真菌）も含まれ、またアレルギーがある患者さんにはくしゃみなどを引き起こします。そして「音」もどうでしょうか。ナイチンゲールの看護覚書をご存知の方はもうお分かりですよね？不要な騒音を発生させることがないように、エプロンは静かに裾まで「手で」広げましょう。

③サージカルマスクはいつ交換する？　患者さんへの「配慮」とは？

　サージカルマスクは、内側は自分自身の飛沫や口腔内の細菌・ウイルスなどで汚染します。外側は、他人の飛沫や、ずれ落ちたマスクを自分で触れることなどで汚染していきます。

　マスクを交換するタイミングは2つ。ひとつは自分の息や汗などで湿ってきたり、ゴムが伸びたりしたとき。これはマスクの性能に影響するからです。湿気は過度になるとマスクのフィルター機能を低下させますし、ゴムが伸びると頬などに隙間ができやすく、防護具としての役割を果たしません。

　2つ目のタイミングは、患者さんの飛沫を浴びたり表面が汚染した（汚染した可能性がある場合も含めて）ときです。これは1つ目と同じで性能の低下を招くと同時に、マスク表面に付着した細菌やウイルスに私たちの手指が触れることで、汚染や感染の拡大につながる危険があるためです。

　時々、エレベーター内や食堂などで外したマスクを腕に腕章のようにつけていたり、ポケットに入れるスタッフをみかけます。内側も外側も汚染しているものを、わざわざ手で触りながら自身の腕に装着したりポケットにしまうのは、汚染拡大の原因になりますのでやめましょう。どうしてもいったん外す場合には、ビニール袋などに入れましょう。

　また、マスクは鼻から顎下までしっかり伸ばし、鼻腔・口腔の両方を覆うように着用しますが、注意すべきことがあります。顔の下半分を隠すと、相手に表情や言葉が伝わりづらくなり、「表情が怖い」「聞こえづらい」といった印象を与えてしまいやすいのです。マスク着用時は口角をあげてしっかり笑うこと。こうすると、自然と目尻が下がり、優しい表情で患者さんに接することができます。また、大きめの声で語尾まではっきりと話すことも心がけましょう。こうした患者さんの立場にたった「配慮」が医療職には大切です。

④ゴーグル（アイシールド）は正しく装着しないと無意味に…

　現在、様々なメーカーからゴーグルやアイシールドが販売されています。しかし、ゴーグルタイプは顔に合うサイズを着用しなければずれ落ちてきます。また、シールドタイプも正しく装着しなければ、目の上、額のほうが空いてしまい、飛沫が入ることがありますので注意が必要です。なるべく隙間ができないように、またケア中にずれ落ちることがないよう、事前に鏡の前でチェックしてみてください。

　また、よく学生さんから「眼鏡をかけているからシールドは不要では？」という質問を受けます。しかし、答えは「NO！」です。眼鏡はPPEと捉えないでください。

　眼鏡の上からゴーグルやシールドの着用が必要です。眼鏡には小さいフレームのものも多いですし、横や下に隙間があります。この隙間から容易に飛沫が入りこみますので、眼鏡だけでは目粘膜の防御は不十分なのです。

❸ PPEの選択方法

　医療従事者は、PPEをただ着用すればよいというのではなく、適切なPPE を選択し、適切なタイミングと方法でPPEの着脱する必要があります。

　過剰な個人防護具の着用は、無駄なコストがかかるとともに、業務が煩雑になりかねません。患者さんへ不安や不快な気持ちを抱かせる可能性があるため、十分に注意しましょう。

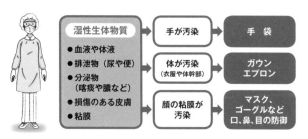

出典：サラヤ株式会社

　個人防護具を選択する際、医療従事者は、自身が行うケアや処置によって、何に曝露される可能性があるのか、それは、自身の体のどの部分に、どの程度の曝露を受ける可能性があるのか査定（アセスメント）することが大切です。

　例を下記に示しますが、患者さんの状況や感染症の種類に応じて、追加のPPEが必要となります。

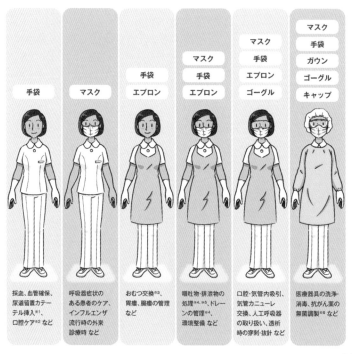

出典：サラヤ株式会社

❹ 個人防護具の着脱方法

（1）個人防護具の着衣の仕方

エプロン／ガウン ➡ マスク ➡ ゴーグル／フェイスシールド／アイガード ➡ 手袋

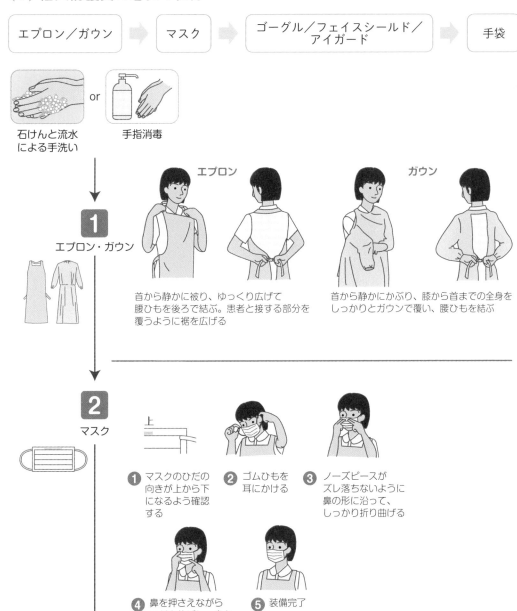

石けんと流水
による手洗い　or　手指消毒

1 エプロン・ガウン

エプロン

首から静かに被り、ゆっくり広げて
腰ひもを後ろで結ぶ。患者と接する部分を
覆うように裾を広げる

ガウン

首から静かにかぶり、膝から首までの全身を
しっかりとガウンで覆い、腰ひもを結ぶ

2 マスク

上

❶ マスクのひだの
向きが上から下
になるよう確認
する

❷ ゴムひもを
耳にかける

❸ ノーズピースが
ズレ落ちないように
鼻の形に沿って、
しっかり折り曲げる

❹ 鼻を押さえながら
ひだを伸ばし、鼻と
あごをしっかり覆う

❺ 装備完了

3

ゴーグル・
フェイスシールド・
アイガード

↓

4

手袋

ゴーグル

フェイスシールド

アイガード

顔と目をしっかり覆うように装着する

① 手袋のすそを
つまんで下に
垂らす

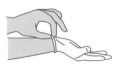

② 手袋の手首の部分を
つかんではめる

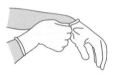

③ 反対の手も
同様にはめる

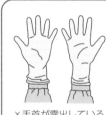

×手首が露出している

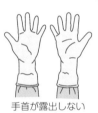

手首が露出しない
ように、ガウンの
袖口まで覆う

ガウンの場合

（2）個人防護具の脱衣の仕方

＊ゴーグル／フェイスシールドの場合

手袋 ➡ ゴーグル／フェイスシールド ➡ ガウン ➡ マスク

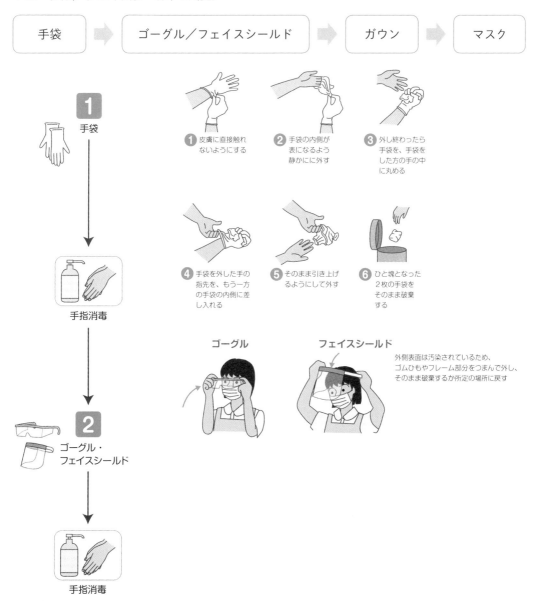

1 手袋

手指消毒

1 皮膚に直接触れ ないようにする

2 手袋の内側が 表になるよう 静かに外す

3 外し終わったら 手袋を、手袋を した方の手の中 に丸める

4 手袋を外した手の 指先を、もう一方 の手袋の内側に差 し入れる

5 そのまま引き上げ るようにして外す

6 ひと塊となった 2枚の手袋を そのまま破棄 する

2 ゴーグル・ フェイスシールド

手指消毒

ゴーグル　　　フェイスシールド

外側表面は汚染されているため、 ゴムひもやフレーム部分をつまんで外し、 そのまま破棄するか所定の場所に戻す

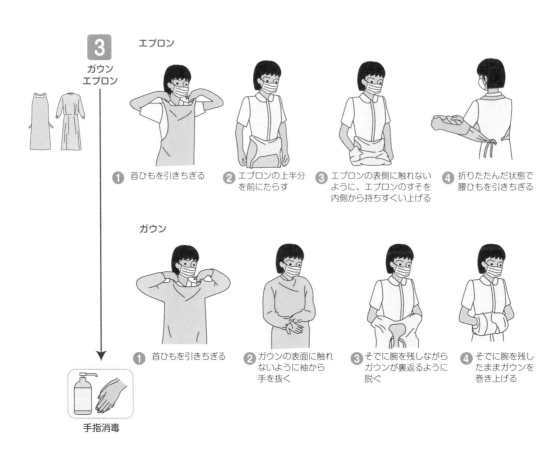

3 ガウン エプロン

エプロン

① 首ひもを引きちぎる

② エプロンの上半分を前にたらす

③ エプロンの表側に触れないように、エプロンのすそを内側から持ちやすく上げる

④ 折りたたんだ状態で腰ひもを引きちぎる

ガウン

① 首ひもを引きちぎる

② ガウンの表面に触れないように袖から手を抜く

③ そでに腕を残しながらガウンが裏返るように脱ぐ

④ そでに腕を残したままガウンを巻き上げる

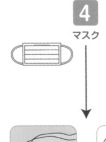

手指消毒

4 マスク

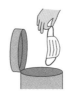

マスクの表面に触れないようにゴムひもをつまんで外し、ゴムひものみを持って破棄する

石けんと流水による手洗い

or

手指消毒

＊アイガードのようにマスクにくっついているタイプの場合

（アイガードがマスクにくっついている場合は以下のような手順で脱衣しましょう。

＊施設により異なることもあります。各施設のマニュアルを確認しましょう。

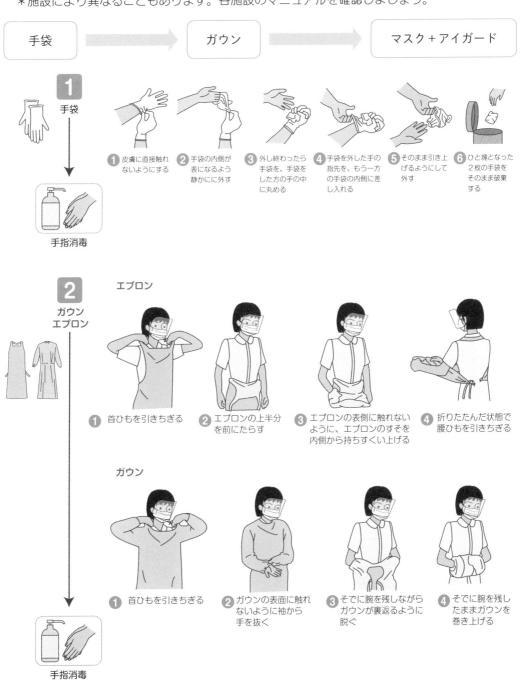

| 手袋 | → | ガウン | → | マスク＋アイガード |

1 手袋

手指消毒

① 皮膚に直接触れないようにする
② 手袋の内側が表になるよう静かにに外す
③ 外し終わったら手袋を、手袋をした方の手の中に丸める
④ 手袋を外した手の指先を、もう一方の手袋の内側に差し入れる
⑤ そのまま引き上げるようにして外す
⑥ ひと塊となった2枚の手袋をそのまま破棄する

2 ガウンエプロン

エプロン

① 首ひもを引きちぎる
② エプロンの上半分を前にたらす
③ エプロンの表側に触れないように、エプロンのすそを内側から持ちすくい上げる
④ 折りたたんだ状態で腰ひもを引きちぎる

ガウン

① 首ひもを引きちぎる
② ガウンの表面に触れないように袖から手を抜く
③ そでに腕を残しながらガウンが裏返るように脱ぐ
④ そでに腕を残したままガウンを巻き上げる

手指消毒

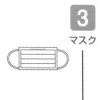

3 マスク

マスクの表面に触れないように
ゴムひもをつまんで外し、ゴム
ひものみを持って破棄します

 or

石けんと流水
による手洗い　　　手指消毒

POINT

　トレーニングを行う時、手順のみを覚えるのではなく、なぜ、その順番であるのか？など根拠を
踏まえて、トレーニングを行いましょう。

　根拠を踏まえた正しい手順を、慎重にかつ正確に実施できように、繰り返しトレーニングするこ
とが重要です。

　また、トレーニング実施時、可能な限り臨床現場と同じものを使用することをお勧めします。同
じものを使用することで、臨床実習でスムーズに実施することができます。

物品の例

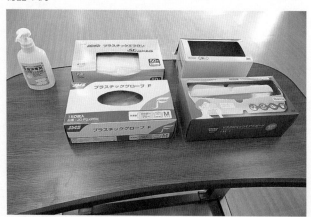

トレーニング後は、個人防護具の着脱のチェック表を用いて、自己評価（または他者評価）をしてみよう。

個人防護具の着脱のチェック表（ゴーグル・フェイスシールド）

	項目	評価
1	手指衛生ができる。（石けん＋流水あるいは、手指消毒剤）	
2	プラスチックエプロンを首にかけることができる。	
3	プラスチックエプロンの腰ひもを広げることができる。	
4	プラスチックエプロンの腰ひもを後ろで結ぶことができる。	
5	マスクのノーズピースに折り目をつけ、ゴムひもを耳にかけることができる。	
6	マスクのノーズピースを顔の形に合わせ、顎下までプリーツを広げる。	
7	ゴーグル／フェイスシールドをつけることができる。	
8	手袋の手首の部分をつかんで着用できる（反対の手も同様に着用できる）。	
9	手首近くの外側の手袋をつかみ、手袋を表裏逆になるように外すことができる。	
10	手袋を外した手を反対の手袋と手首の間に差し込むことができる。	
11	手袋を表裏逆になるように外すことができる。	
12	手指衛生ができる。	
13	ゴーグル／フェイスシールドを外すことができる。	
14	プラスチックエプロンの首ひもをちぎることができる。	
15	プラスチックエプロンの汚染面が内側になるように腰の辺りで折りたたむことができる。	
16	プラスチックエプロンを適当な大きさにまとめ、腰ひもをちぎり外し破棄することができる。	
17	手指衛生ができる。	
18	マスクのゴムひもを持って外し、破棄することができる。	
19	手指衛生ができる。	

その他：気付いた点、追加する点、修正する点

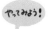 トレーニング後は、個人防護具の脱着のチェック表を用いて、自己評価（または他者評価）をしてみよう。

個人防護具の着脱のチェック表（アイガード®）

	項目	評価
1	手指衛生ができる。（石けん＋流水あるいは、手指消毒剤）	
2	プラスチックエプロンを首にかけることができる。	
3	プラスチックエプロンの腰ひもを広げることができる。	
4	プラスチックエプロンの腰ひもを後ろで結ぶことができる。	
5	マスクのノーズピースに折り目をつけ、ゴムひもを耳にかけることができる。	
6	マスクのノーズピースを顔の形に合わせ、顎下までプリーツを広げる。	
7	アイガード®をマスクにつけることができる。	
8	手袋の手首の部分をつかんで着用できる（反対の手も同様に着用できる）。	
9	手首近くの外側の手袋をつかみ、手袋を表裏逆になるように外すことができる。	
10	手袋を外した手を反対の手袋と手首の間に差し込むことができる。	
11	手袋を表裏逆になるように外すことができる。	
12	手指衛生ができる。	
13	プラスチックエプロンの首ひもをちぎることができる。	
14	プラスチックエプロンの汚染面が内側になるように腰の辺りで折りたたむことができる。	
15	プラスチックエプロンを適当な大きさにまとめ、腰ひもをちぎり外し破棄することができる。	
16	手指衛生ができる。	
17	マスクのゴムひもを持って外し、破棄することができる。	
18	手指衛生ができる。	

その他：気付いた点、追加する点、修正する点

やってみよう！ 適切な個人防護具の着脱ができているか、客観的に評価してみよう（基本編）

【必要物品】

水性の赤絵具（約10mL：3人分）、手指消毒剤、個人防護具一式（エプロン、手袋、マスク、アイガード）、評価シート

【手順】

1．評価を受ける人は、手順通りにPPEを着衣する。

2．着衣後、手袋の上に、水性の赤絵具を受け取る。

3．受け取った後、PPEに赤の絵具をつける。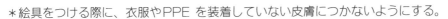

　＊絵具をつける際に、衣服やPPE を装着していない皮膚につかないようにする。

4．PPEをつけた人（評価を受ける人）は、「いつも通り」にPPEを脱衣する。

　＊あくまでも「いつも通り」に実施することが大切です。適切な評価につながります。

5．脱衣後、赤の具で汚染されている部分を確認する。

6．評価を受けた人は、評価シートに結果を記載し、自身の個人防護具の脱衣の特徴を把握する。

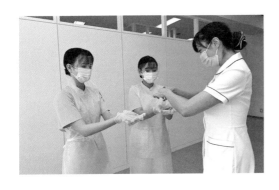
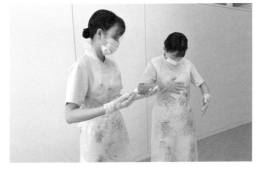
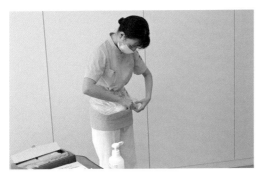
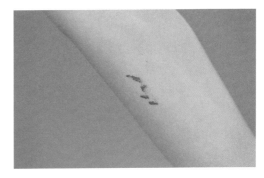

チェックシート（例）

Q1. 汚染された部分をボールペンで
　　マークしましょう。

Q2. 汚染された原因を分析してみましょう。

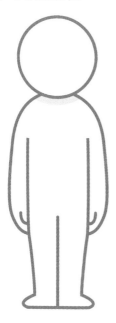

感染管理認定看護師からのコメント

ポイント

　医療系のテレビドラマを見ていると、ついつい「手を洗うかな？」「手袋はしているかな？」と、余計なおせっかい目線がついてきます。「よしよし！ 素晴らしい！」と思ったり、「良くないお手本になってしまう…」と思ったり。

　そんな医療ドラマで、こんな場面をみかけることがあります。

　それは、手術が終了した後に脱いだ手袋を、医師が感染性廃棄容器に思いきり投げ捨てる場面。あるいは、血だらけになった白衣のまま診療を続け、同じ手袋のままで次々と違う患者を親身に診る医療者…。けっして戦時中の再現ドラマなどではありません。あくまでも現代のドラマです。みなさんは何がおかしいか分かりますよね。

　血液で汚染している手袋を投げ捨てるなど、危険行為に他なりません。血液が飛散し、自分だけではなく周囲のスタッフに危険が及ぶこと、清潔に維持すべき病院環境を汚染すること、この本を読んでいるみなさんにはすぐに分かると思います。

　PPEは正しく着用し、正しい順序で脱ぐことが重要です。汚染を防止することは病原体の伝播の防止にもつながり、患者さんへの水平感染や、病院内でのアウトブレイク防止にもなります。そして、もう一つ大切なことがあります。PPEを脱ぐ際は、自身の周囲環境や他の人にも注意しなければなりません。何もついていないように見えるPPEですが、そもそも病原体は肉眼では見えません。また小さなしぶきや汚染も、私達は容易に見落とします。

　だからこそ、使用後は速やかに、そして正しく脱ぐようにしましょう。

やってみよう！ 適切な個人防護具の着脱ができているか、客観的に評価してみよう（応用編）

【必要物品】

手洗いチェッカー、専用ローション、延長コード、手指消毒剤、個人防護具一式（エプロン、手袋、マスク、アイガード）、評価シート

＊専用ローションが、専用ライトに当てると発色します。

【手順】

1．評価を受ける人は、手順通りにPPEを着衣する。

2．着衣後、手袋の上に、専用ローションを受け取る。

3．受け取った後、PPEに専用ローションをつける。●‥‥‥‥‥

　＊専用ローションをつける際に、衣服やPPE を装着していない皮膚につかないようにする。

4．PPEをつけた人（評価を受ける人）は、「いつも通り」にPPEを脱衣する。

　＊あくまでも「いつも通り」に実施することが大切です。適切な評価につながります。

5．脱衣後、手洗いチェッカーで、汚染されている部分を確認する。

6．評価を受けた人は、評価シートに結果を記載し、自身の個人防護具の脱衣のミスポイントを把握する。

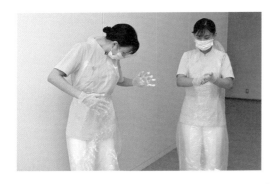
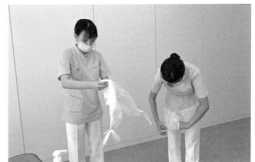
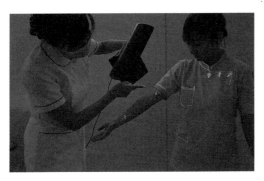
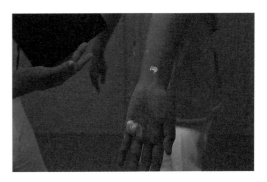

やってみよう！ 適切な個人防護具が選択できるか挑戦してみよう（挑戦編）

【課題】ある事例に対して、標準予防策を講じて、指示された援助を行いましょう。

【方法】＊大人数で行う場合を紹介します。

1. 代表者を2名決定する。それ以外の人は、その周りは観察者なる。

2. 以下のような事例を提示する。 ＊看護師（看護学生）がトレーニングする場合

【事例①】（排便をしている）せん妄患者のおむつの交換の実施
患者さんは、50歳女性です。
現在、手術後1日目の午前中、患者さんは軽度せん妄状態にあります。
腹腔鏡下低位前方切除術を行ったため、術後より継続的に便の汚染があり、オムツをしています。オムツが便汚染されているため、オムツ交換が必要です。
軽度せん妄状態があるため、2名の看護師でオムツ交換を行う予定です。

【事例②】（咳嗽している）せん妄患者の車椅子移乗の実施
軽度脳梗塞で右上下肢に軽度麻痺があり、リハビリ目的でリハビリテーション病院に入院しています。
軽度認知機能の低下があり、咽頭部にMRSA（＋）です。
患者さんは数日前より痰の喀出が見られています。
理学療法士（あるいは作業療法士）学生さんは、理学療法士（あるいは作業療法士）さん見守りのもと、患者さんを車いすに移動し、リハビリテーション室に行く場面です。
患者さんの状態に合わせ、適切なPPEを選択し、車いすに患者を移乗させ、別の階のリハビリテーション室に移動してください。

＊必要に応じて、事例提示後、代表者と観察者で作戦会議をする時間をとります。

3. 代表者は、適切なPPEを選択し、指示された援助を実施する。（制限時間20分）
   観察者は、良かった点や改善点など気づいた点を書き留めておく。

4. 互いにフィードバックを行う。
   ▶ 本当に適切なPPEが選択されていたか？
   ▶ 着衣するタイミング、脱衣するタイミングは適切か？
   ▶ PPEをつけた医療従事者に援助されている患者さんの気持ちはどうかな？ など

5. 手洗いチェッカーで汚染部を確認する。

6. オブザーバーがいる場合は、課題に対してのコメントと解説を行う。

【必要物品】
手洗いチェッカー、専用ローション、延長コード、手指消毒剤、個人防護具一式（エプロン、手袋、マスク、アイガード）、模擬患者、オムツ、模擬便

スタンダードプリコーションの概念を踏まえ対象の状態および飛散などの汚染リスクの査定（アセスメント）を行い、適切な PPE を選択し、指示された援助を行いましょう。

トレーニングを行う時、ただ PPE を装着し援助を行うのではなく、"本当に適切な PPE が選択されているか"、"着衣するタイミング、脱衣するタイミングは適切か"、"PPE をつけた医療従事者に援助されている患者さんの気持ちはどうか" など、様々なことを考えながら、実施しましょう。

実施時、可能な限り、臨床現場と同じ状況で、物品も同じものを使用することをお勧めします。

同じものを使用することで、臨床実習でスムーズに実施することができます。

挑戦編に関する感染管理認定看護師からのコメント

ポイント

　手術後、一過性にせん妄を起こす患者さんは少なくありません。その場合には、患者さんが思いもよらない行動をとることで汚染が拡大する可能性も予測しなければなりません。例えば、便が付着している身体部分に自分で触れてしまったり、汚染している手で腕を掴まれたりすることもあります。ですからこうした場合には自身をプロテクトできるよう、両腕が保護されている長袖ガウンを**予め選択**することも重要な「**判断**」です。

　さらには患者さんの安全も確保する必要がありますので、陰部ケアの際は介助者も含めて同様の PPE を着用し、終了後は環境衛生も忘れないようにしましょう。ベッド柵や他の患者接触表面に汚染がないかを確認し、あるようなら汚染除去と環境清掃用のワイプを使用して清拭消毒を行うことも必要です。

　また、手袋ですが、陰部洗浄中に交換はしましたか？
汚染した手袋のまま新しいオムツを装着したり寝具を触ったりすると、細菌やウイルスが患者さんの環境中に拡大します。衛生的にも不適切であることは分かりますよね。

　さらには腸内に存在している自分の常在菌であっても、肺に入れば肺炎の原因になります（異所性感染といいます）。術後の患者さんは侵襲を受けて免疫機能が低下していますので、汚染した手袋は随時交換することが重要です。

　みなさんは、できていましたか？

おまけ

　手術後は抗菌薬投与の影響で、クロストリディオイデス・ディフィシルの毒素による下痢や腸炎が問題になることがあります。これは接触感染する芽胞菌で、消毒薬にも耐性を示しますので、これに対応している消毒用ワイプを使用することが大切です。

Topic 個人を守るための個人防護具だけど…②

標準予防策は、すべての人に標準的に実施すべき感染予防策で、標準予防策を実施することは、患者さんそして医療従事者の安全を守るためにとても重要なことでしたね。

もしも自分が患者として入院した時、目の前に突然、PPE を着用した医療従事者が現れたらどう思いますか？

医療従事者を目指す皆さんは、PPE を"感染を予防するもの"あるいは"患者さんと自分を守るもの"と感じるかも知れません。では、患者さんはどのような思いを抱くと思いますか？

挑戦編の事例を用いた演習をした際、PPE の選択に悩んでいた代表の学生さんが観察者の学生さんに、「PPE は、いつ、何をつけるべきかな？」、「最初からすべてつけてしまっていいのかな？」と疑問を投げかけました。

学生さんたちは、「オムツを変えるから最初から PPE をつけるべきだと思う…」、「手袋をつけて触られると、自分が汚いのかなと思ってしまうかも…」、「一人だけ PPE をつけて、もう一人はつけないのはどうかな…」などさまざまな意見が出てきました。

とてもすばらしいディスカッションだと感心しました。どのような場面であっても、このように患者さんの倫理的側面を考えながら安全で安楽な援助を提供できる医療従事者になってほしいと思いました。

医療従事者にとって、科学的根拠はケアや処置のよりどころとなります。しかし、必ずしも科学的根拠のみで解決することはできない、倫理的葛藤やジレンマが生じる時があります。

そんな時は、一人で悩まず、"医療倫理の４つの原則"などを用いて、チーム全員で話し合い、丁寧に問題を解決していきましょう。

感染管理認定看護師からのコメント

ポイント

感染症患者さんに予防策を実施する場合には、患者さん自身に予防策を受け入れてもらい、医療従事者の遵守を向上させるためにも、患者さんに発生する**副反応**を中和する努力が必要であるということが、2007 年に発表された「隔離予防策のための CDC ガイドライン」で強調されています。

副反応には、「不安、抑鬱、気分の動揺、恥辱感、スタッフの接触の減少」などがあります。みなさんも自分がインフルエンザに罹ったときなど、自分の部屋で独りで食事をしたり、家族がドアノブを拭いている姿を見たりして「バイ菌扱いされてるみたいで嫌だな」「部屋で独りは寂しいな」と感じたことはありませんか？

感染症患者さんも、医療者の言動に敏感になっており、不安や恥ずかしい気持ち、あるいは「感染したら困るから私の部屋には看護師さんはあまり来てくれない」などと感じているかもしれません。だからこそ医療スタッフは、これを中和するために、先回りした声かけ（例えば、「マスクやエプロンをつけさせてもらいますね」「何かあれば遠慮なく呼んで下さいね」）や、どうなればこの予防策が解除できるのかという見通しを説明するなどして、必要以上に恐れず PPE を着用したうえで他の患者さんと平等に接することが大切です。こうした倫理的な感性や患者さんの立場にたったケアも、感染症対策では大事なことです。

第3章 Chapter 3

感染経路別予防策とは?

❶ 感染経路別予防策とは

　標準予防策に加えて、感染性の強い病原体に感染している患者さん、あるいは感染が疑われる患者さんに対して追加で実施される予防策です。

　感染経路別予防策には、「接触予防策」「飛沫予防策」「空気予防策」の3種類があります。

❷ 感染経路別予防策を実施する目的

　感染経路別予防策を実施する目的は、各感染症がもつ感染経路を遮断することで、感染の拡大を防ぐことです。

❸ 感染経路とは

　病原体が感染源から宿主へ伝播してくる経路をさします。主に「接触感染」「飛沫感染」「空気感染」があげられます。

	種類	特徴
接触感染	**接触感染** 病原体に汚染された 物品　汚物　医療器具や器材	患者さん同士の接触や医療従事者の手指や聴診器などの器具を介して直接、あるいは、間接に接触することで起こる。 【例】 MRSA をはじめとする多剤耐性菌感染症、ノロウイルスなどのウイルス性胃腸炎、アデノウイルス、インフルエンザなど
飛沫感染	**飛沫感染** 咳やくしゃみ 飛沫 （直径 0.005 mm 以上の粒子）	咳やくしゃみ、吸引などの手技などで飛び散った飛沫を感受性宿主が吸い込むことで起こる。 【例】 インフルエンザ、流行性耳下腺炎、風疹、百日咳、マイコプラズマ肺炎など
空気感染	**空気感染** 飛沫核 （直径 0.005 mm 以下の粒子） 空気中に浮遊	飛沫核は軽く、長時間、浮遊するため、空気の流れによって広範囲に広がる。空気を漂う飛沫核を感受性宿主が吸い込むことで起こる。 【例】 結核、麻疹、水痘など

　感染経路の特徴をよく理解し、適切な予防策を講じることが大切です。

❹ 感染経路別予防策

「接触予防策」「飛沫予防策」「空気予防策」の例を以下に示します。

接触予防策	**（1）患者の配置** 患者の配置は、個室隔離が望ましい。個室の数が限られる場合は、同じ病原体による保菌者または感染症の患者を同室にするコホーティングを行う。個室隔離やコホーティングができない場合は、病原体の拡散レベルや同室者の易感染レベルを考慮して部屋を選択する。 **（2）個人防護具の使用（手袋・ガウン）** 患者ゾーンに入る時点で着用する。脱衣は、患者ゾーンを出る前に取り外す。 **（3）患者搬送** 患者搬送が必要な場合は、感染や保菌部位から滲出液や排泄物が漏れないように覆い、他の患者への伝播や周囲環境を防ぐ。 **（4）環境表面管理** 患者が使用するベッド柵やナースコールなどの高頻度接触面は、1日1回以上の清拭消毒を行う。
飛沫予防策	**（1）患者の配置** 患者の配置は、原則、個室隔離。個室の数が限られる場合は、同じ病原体による保菌者または感染症の患者を同室にするコホーティングを行う。個室隔離やコホーティングができない場合は、ベッド間隔を2m以上離して配置し、カーテンなどで仕切る。 **（2）個人防護具（サージカルマスク）** 患者ゾーンに入る時点で着用する。 **（3）患者搬送** 患者搬送が必要な場合は、患者にマスクを着用してもらい、飛沫の拡散を防止する。
空気予防策	**（1）患者の配置** 患者の配置は、陰圧に管理された空気感染隔離室が望ましい。空気感染隔離室がない場合は、陰圧管理が可能な個室を必須とする。隔離室および個室のドアは、必ず閉めておく。 **（2）個人防護具の着用** 患者に接する医療従事者は、N95マスクを着用する。入室前に着用し、退室後、部屋の外で外す。患者には、サージカルマスクを使用してもらう。 麻疹や水痘の患者は、抗体獲得している医療従事者が担当するようにする。 **（3）患者搬送** 原則は個室内のみで管理する。ただし、患者搬送が必要な場合は、可能な限り、患者にサージカルマスクを着用してもらい、密閉空間に長い時間いることがないように、事前に調整する。

　個室隔離となる患者さんは、不安やストレスなどを抱くことは容易に想像できます。医療従事者は、患者さんに丁寧に説明を行い、協力を得られる信頼関係を築くことが大切となります。

第4章 Chapter 4

標準予防策の実際をのぞいてみよう♪

1. 医療従事者の身だしなみ

医療従事者の身だしなみは、衛生面にも十分な配慮をすることが大切です。自分が感染源にならないように、普段から自身の身だしなみを確認しましょう。

どこが汚染されやすいですか?

【ダメな例】

首もとや袖口は…
汚染されやすいです。
聴診器は、汚染されています。
首掛けは、さらなる汚染拡大に
繋がります。

髪の毛は…
ほこりなどで汚染されている
可能性があります。

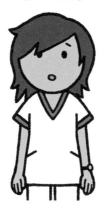

手・指は…
常在菌が存在します。

指輪、時計などは…
菌が繁殖しやすい環境
です。

ユニフォームの場合…

【良い例】

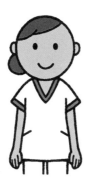

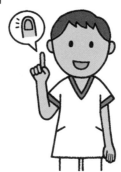

髪の毛は、汚染の伝播の原因にならないように整えましょう。
指の爪は適切な長さに整えましょう。手や指は常に清潔に保ちましょう。
ユニフォームや靴は、随時、洗濯・交換するなどして、清潔なものを身につけましょう。

白衣

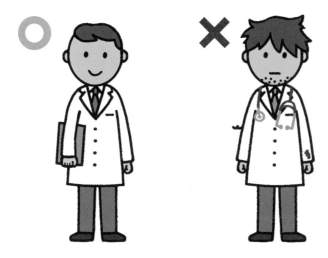

髪の毛は、汚染の伝播の原因にならないように整えましょう。
指の爪は適切な長さに整えましょう。手や指は常に清潔に保ちましょう。
長袖の白衣の場合は、袖口が汚染されやすい部位です。
白衣や靴は、清潔なものを身につけましょう。

スクラブ

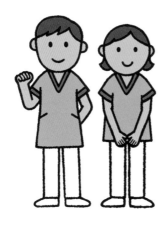

最近、スクラブの下に着
用するインナーがあります。
手術室では、肘上まで手
術時手洗いをするために、
着用しないようにしましょう。
病棟では、ケアや処置を
行う前に肘上までめくって
おきましょう。

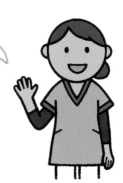

髪の毛は、汚染の伝播の原因にならないように整えましょう。
指の爪は適切な長さに整えましょう。手や指は常に清潔に保ちましょう。
スクラブは、手術室で着用されることが多いです。
手術室ではスクラブが血液などで汚染される可能性が高いため、汚染されたら着替える
などの対応をしましょう。

　使用したユニフォームは、患者さんや様々な環境表面との接触により、汚染された状態にあり
ます。そのため、1日（1回）着たら洗濯に出し、常に清潔に保つようにしましょう。

2. 標準予防策を考える前の準備

　これまで習得した知識と技術を活用して、標準予防策の具体例を考える前に事例の対象理解をしてみましょう。

【事例】
　Aさん、70歳、特に、血液媒介感染症（HBV、HCV、HIV）には罹患していません。
　直腸がんと診断され、腹腔鏡下低位前方切除術を受けることとなりました。

　<u>まずは患者さんを理解するための知識の復習をしてみましょう。</u>

Q. 大腸って？ 結腸って？S状結腸って？ どこにあるの？

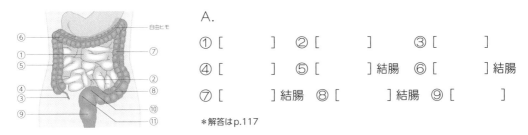

A.

① [　　　　　]　② [　　　　　]　　③ [　　　　　]

④ [　　　　　]　⑤ [　　　　　] 結腸　⑥ [　　　　　] 結腸

⑦ [　　　　　] 結腸　⑧ [　　　　　] 結腸　⑨ [　　　　　]

＊解答はp.117

Q. 大腸がん（結腸がん、直腸がん）って？

A. 大腸がんとは、大腸粘膜から生じる悪性腫瘍で、結腸がん（colonic cancer）と直腸がん（rectal cancer）に分類されます。原因は、高齢化のほか、飲酒や喫煙、運動不足や肥満、食生活などの環境因子が遺伝因子より強いと考えられ、大腸がんの発生の増加は、食生活の欧米化（高脂肪、低繊維食）が一因とされています。発生初期は自覚症状がない場合が多く、便潜血反応が陽性になるだけで、発見が遅れることもあります。

▶ 横行結腸がん、上行結腸がん、盲腸がん（右側大腸がん）

　腸管内腔が広いため、腫瘍が大きくなるまで腸管狭窄症状が出現しにくい。

　初発症状として、軽度の腹痛や下痢と便秘を繰り返す。

　がんからの出血によりしだいに貧血や体重減少が起こり、腫瘤が触知されるようになる。

▶ 下行結腸がん、S状結腸がん、直腸がん（左側大腸がん）

　腸管内腔が狭く、便は水分が吸収されて硬くなっているため、腸管狭窄症状が出現しやすい。

　左側結腸がんでは、腹痛、腸の蠕動不良、便秘または下痢と便秘を繰り返す。腹部膨満感が現れ、最終的にはイレウス（腸閉塞）をきたす。

　S状結腸がん、上部直腸がんでは、便に血液が混ざっている場合が多く、下部直腸がんでは鮮血の出血だけが起こる場合がある。

Q. 大腸がん（結腸がん、直腸がん）の治療って？

A. 治療の基本は病巣の切除で、遠隔転移の有無や病変が切除可能かどうかを考慮して治療法が選択されます。

★内視鏡治療：リンパ節転移がなく、一括切除が可能な早期病変に対して行います。

▶ ポリペクトミー（polypectomy）：ポリープを内視鏡下で切除する方法。

▶ 内視鏡的粘膜切除術（endoscopic mucosal resection；EMR）：スネア（金属製の輪）を用いて、粘膜を切除する方法。

▶ 内視鏡的粘膜下層剥離術（endoscopic submucosal dissection；ESD）：病変の周囲の粘膜を切開後、粘膜下層を剥離して、病変を一括切除する方法。

★手術（外科治療）

結腸がんの手術は、原発巣切除およびリンパ節郭清が基本となります。

がんから10cmほど離れた部位で、腸管とリンパ節を扇状に切除し、腸管同士を吻合する。

▶ A：結腸右半切除術

▶ B：横行結腸切除術

▶ C：結腸左半切除術

▶ D：S状結腸切除術

直腸がんの手術は、原発巣切除およびリンパ節郭清が基本で、以下のような術式があります。

	術式名	適応病変	特徴	括約筋
直腸切除術	高位前方切除術	RS、Ra	腹膜反転部より口側で吻合	温存
	低位前方切除術	Rb、Ra	腹膜反転部より肛門側で吻合	温存
	超低位前方切除術	Rb、Ra	腹膜反転部より肛門側で吻合	温存
	ハルトマン手術	RS、Ra、Rb	根本的手術が不可能な進行直腸がん 腫瘍による穿孔がんなどで、二期的手術が必要な場合	温存
直腸切断術	腹会陰式直腸切断術	Rb、P	肛門含めて一括切除する。肛門温存が困難な場合や術後排便機能障害が見込まれる場合	非温存

RS：直腸S状部、Ra：上部直腸、Rb：下部直腸、P：肛門管

腹腔鏡下手術とは、腹腔鏡を用いて、モニタに映し出される画像を見ながら、病変部を切除して摘出する方法です。創部が小さいため美容的に優れている、術後疼痛が少ない、感染の危険性が小さい、術後の腹腔内癒着を生じにくい、という特徴があります。一方、臓器損傷の危険性、

皮下気腫の出現、下肢深部静脈血栓症のリスクの出現、体温低下、肩の痛みなどの合併症を起こす可能性があります。

• • • • • • •

では、Aさん、70歳は、どんな人ですか？

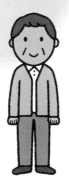

どんな環境に
曝されるの？

治療方法？

疾患は？

Aさんてどんな人？

どんな感染対策が必要
なの？

Aさんの身体的
状態は？
血糖コントロール
状態は？

どんな湿性生体物質
が生じるの？

　どんな感染対策が必要でしょうか？ ここからはAさんがたどる周術期の一連の流れを通して
Aさんに必要な感染対策について一緒に考えてみよう♪

こ と ば

周術期（perioperative phase）とは、手術前期（術前：preoperative phase）、手術期（術中：
intraoperative phase）、手術後期（術後：postoperative phase）の期間、すなわち手術の実施
が決定されたときから、手術が終了して退院し外来通院に至るまでの一連の期間をさす。
- ▶ 手術前期：手術を決定したときから手術室に搬入されるまでの時期。
- ▶ 手術期：手術室に入室したときから術後回復室に移送されるまでの時期。
- ▶ 手術後期：術後回復室に入室したときから回復し社会復帰するまでの時期。

3. 外来

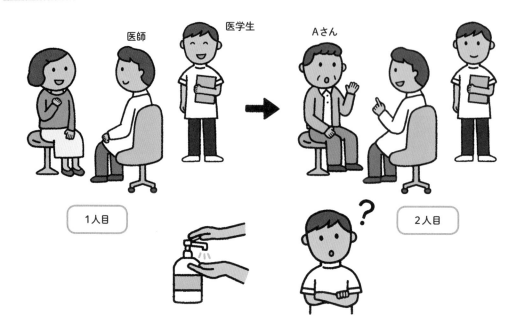

医師　医学生　Aさん

1人目　2人目

　外来は、患者さんが最初に診療を受ける場所です。多くの様々な患者さんが診療を受けに来ます。1人で複数の患者さんを担当します。

・・・・・・・

Q．1人目が終わり、2人目（Aさん）の診療を行うときの医師の手指衛生の適切なタイミングは？

A．1人目が終了した直後と2人目を触れる直前です。

（その根拠は？）

　手指衛生のタイミングを思い出してください。1人目が終了した後は「患者に触れた後」と2人目を開始する前は「患者に触れる前」となり、そのタイミングでの手指衛生は必須です。また、診療内での手指衛生のタイミングについては、P45を参考にしてみましょう。

Q．もし医学生が指導医とともに外来実習を行っていた場合、適切な手指衛生のタイミングは？

A．上記の医師の手指衛生のタイミングと同様です。

（その根拠は？）

　上記の医師の手指衛生のタイミングの根拠と同様です。

❶ 外来の環境

外来には、体調が悪く受診した患者さん、外来治療を受けている患者さんなど、多くの患者さんが来院します。

体調が悪く受診した患者さんは、その原因を検索するために、検査部門や放射線部門などと診察室を行き来します。その際、複数の医療従事者やその他の患者さんと接触する可能性があります。

また、感染症に罹患している患者さんは症状が出現してから受診することが多いですが、感染症の自覚がないまま受診する人もいます。

このような環境のなかに、免疫が低下している可能性がある外来化学療法を受けている患者さんがいたり、免疫不全状態の患者さんが隣あっているのが外来の特徴です。

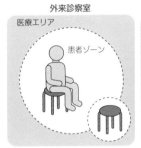
外来診察室
医療エリア
患者ゾーン

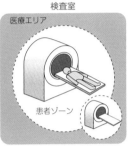
検査室
医療エリア
患者ゾーン

標準予防策と感染経路別予防策を行うと同時に、「感染症」かもしれない患者さんを見つけ出し、トリアージ診療することが重要です。

外来での感染対策としては、感染症の可能性がある人を、他の患者さんと接触する前に、発見し、速やかに隔離し、適切な感染対策を実施しながら、優先的に診療するトリアージ診療が重要で、感染拡大のリスク低減に繋がります。そのため、患者さん自ら感染症を疑う症状を早めに申し出てもらうようにポスター掲示などを行う対策も必要となります。

また、患者さんが行き来する外来では、各部門の医療従事者同士でタイムリーに情報共有を行い、感染症が疑われる患者さんが検査などのために移動する場合であっても、同じ対策を継続して実践する必要があります。

咳やくしゃみのある患者さんには、サージカルマスクの着用やティッシュなどで口元を覆う「咳エチケット」を指導することも大切です。

外来における感染経路別予防策として、「接触予防策」、「飛沫予防策」「空気予防策」を講じます。具体的な対策は、第3章を参考にしましょう。

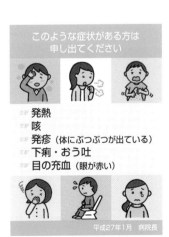
このような症状がある方は
申し出てください
発熱
咳
発疹（体にぶつぶつが出ている）
下痢・おう吐
目の充血（眼が赤い）
平成27年1月　病院長

4. 入院当日

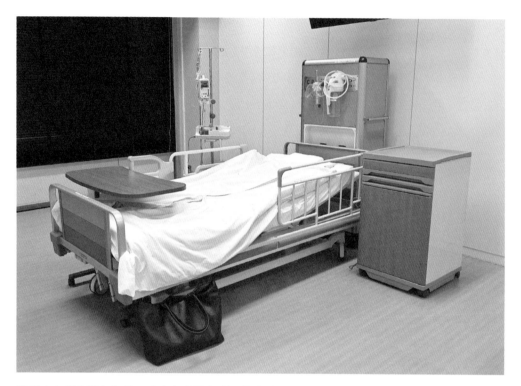

患者さんが入院したら、病室や病棟などの注意点について説明を行います。

・ ・ ・ ・ ・ ・ ・

Q. 上の写真のような状況では、患者さんにどのような説明が必要ですか？

A.「バッグなどは、床にそのまま置かず、棚に収納するようにお願いいたします」

（その根拠は？）

　CDC ガイドラインによると、床から20cmは不潔区域とされます。汚染環境とされる床に置いたものをオーバーテーブルなどに置くと塵や細菌を舞い上げる可能性があります。可能であれば、キャビネットなどに収納するなどして管理することを勧めましょう。

Q. 生もの（お寿司など）の差し入れをしてもよいですか？

A. 生ものは、食中毒の発生などの恐れがあるので、差し入れを不可にしている医療施設が多く見られます。まずは、各施設の感染対策マニュアルを確認しましょう。

❶ 病棟（病室）の環境

医療施設において、患者さんとその家族、あるいは職員を取り巻く物理的環境を医療環境（environment of care）といいます。

日常的に手が触れない床や壁などに付着している病原体は、自力で移動できません。病原体は患者さんや医療従事者が手指で環境表面に触れることによって手指に移動します。

その後、汚染された手指で自分自身や他の人に触れることによって病原体は移動します。

つまり、環境に付着している病原体の伝播経路は手指であるといえます。

目で見えない病原体を「見える化」すると、右の絵のようになります。

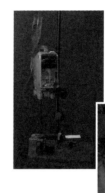
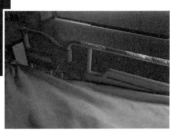

手が頻繁に触れるドアノブ、ベッド柵などは、高頻度接触環境表面といいます。

医療施設の環境中には様々な病原体が存在するため、必要に応じて環境表面の消毒を行うことも重要となります。

接触頻度			例	処置
高	医療機器表面		透析装置のハンドルやノブ、X線機器、器具のカートなど	定期的清掃、汚染時の除染、カバーで覆う等
	手指の高頻度接触面		ドアノブ、スイッチ、ベッド棚、オーバーテーブル、トイレ周辺の壁など	定期的清掃、汚染時の除染、退院時の清掃
	手指の低頻度接触面	水平表面	床、窓の敷居など	定期的清掃、汚染時の除染、退院時の清掃
低		垂直表面	壁、ブラインド、カーテンなど	汚染時のみ

では、高頻度接触環境面であるベッド柵を清掃する時、どのように行えばよいでしょうか？

まず、普段、患者さんはどのようにベッド柵を利用するのか、また、医療従事者はどのように触るか考えてみましょう。

その部分を清掃すること（握る部分は握るように清拭すること）が重要となります。

このように、意味ある環境整備は、病原体の伝播を防ぐことに繋がります。

大部屋

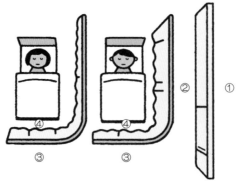

個室

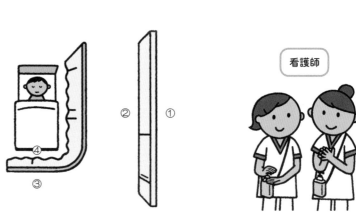

看護師

医療従事者は、たびたび患者さんの部屋に出入りします。

入室時と退室時の手指衛生のタイミングにフォーカスをあてて考えてみましょう。

・・・・・・・

Q．入室時の手指衛生のタイミングは？

A．カーテンを開けた④

（その根拠は？）

　入室時の手指衛生のタイミングは、「患者に触れる前」のタイミングに該当しますね。

　もしもカーテンがあいている場合は、②～④の間に行いましょう。

Q．退室時のタイミングは？

A．カーテンを閉めた後の③

（その根拠は？）

　退室時の手指衛生のタイミングは、「周囲環境に触れた後」のタイミングに該当しますね。大部屋の場合、カーテンは患者さんの周囲２ｍ以内にあることが多いです。部屋の状況によっては「患者に触れた後」のタイミングに該当することもあります。

❷ 手指衛生のタイミング

　患者配置は、患者さんの希望だけではなく、病原体の伝播のリスクを考慮して決定されます。

　感染力が強い疾患の患者さんの場合だけではなく、環境を汚染するような患者さん、また適切な衛生環境を維持することに協力が得られない患者さんは個室への収容を検討する必要があります。

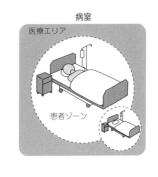

　病室の感染対策として、患者配置に留意するとともに、手指を介した感染を防ぐためには、医療エリアと患者ゾーンを理解し、適切なタイミングで手指衛生を行うことが重要となります。

　では、入室後から退室までにおいて、以下のような場面、処置やケアが行われる場合の手指衛生のタイミングを考えてみよう。

＊患者ゾーンに入ってからの手指衛生と患者ゾーンを出るときの手指衛生は、すでに実施したものとします。(＊解答はp.117)

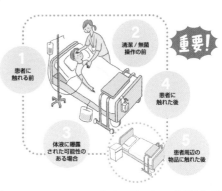

（WHO：My 5 Moments for hand hygiene を基に作成）

Q1. 看護師（あるいは看護学生）は、体温測定を行うために病室に訪室しました。その際の手指衛生の（タイミング）に〇をつけましょう。

　　　（　　　）➡　体温測定　➡　（　　　）

Q2. 看護師（あるいは看護学生）は、バイタルサイン（体温、脈拍、血圧）の測定を行います。その際の手指衛生の（タイミング）に〇をつけましょう。

　　　（　　　）➡　体温　➡　（　　　）➡　脈拍　➡　血圧　➡　（　　　）

Q3. 薬剤師（あるいは薬剤師学生）が持参薬の確認や使用する薬剤などの説明をするために病室に訪室しました。その際の手指衛生の（タイミング）に〇をつけましょう。

　　　（　　　）➡　説明　➡　（　　　）

Q4. 医師（あるいは医学生）が術前の腹部の診察するために病室に訪室しました。その際の手指衛生の（タイミング）に〇をつけましょう。

　　　（　　　）➡　腹部の診察　➡　（　　　）

5. 手術に向けた準備（術前の準備）①
臍処置

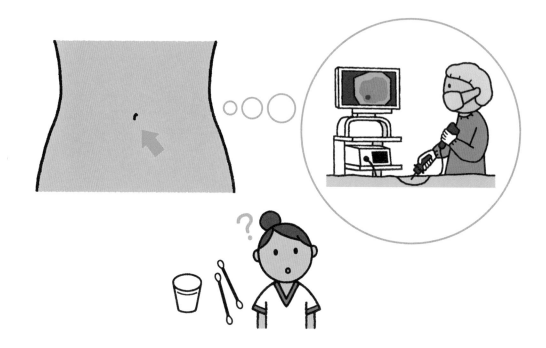

　術前に、手術に向けた準備を行います。

　本事例は、腹腔鏡下低位前方切除術です。手術は、腹部の臍部よりスコープを入れ行われます。臍処置に関するQuestionについて考えてみましょう。

● ● ● ● ● ● ●

Q. 臍処置は必要か？

A. 本事例は、腹部の手術かつ、臍部よりスコープを入れるため、臍処置を行うことが望ましいです。

（その根拠は？）

　臍部には、皮膚に比べて皮膚常在菌が多く認められています。腹部の手術では、臍の近くに切開線や皮膚縫合線がかかることなどもあります。手術部位感染予防のために必要です。

ということは……

Q. 腹部の手術以外、例えば、頭の手術や胸部の手術では、臍処置の必要はないのですか？

A. その通りです。そのような場合は、臍処置は不要です。

❶ 感染性廃棄物

　医療廃棄物とは、医療行為に関連して排出される廃棄物のことをさし、「医療関係機関等から生じ、人が感染し、若しくは感染するおそれのある病原体が含まれ、若しくは付着している廃棄物又はこれらのおそれのある廃棄物（環境省：廃棄物処理法に基づく感染性廃棄処理マニュアル平成31年）」を感染性廃棄物といいます。

- ▶ 感染性一般廃棄物：医療機関から排出された紙くず、包帯、脱脂綿などのうち感染性廃棄物であるもの
- ▶ 感染性産業廃棄物：医療機関から排出された血液（廃アルカリ又は汚泥）、注射針（金属くず）、レントゲン定着液（廃酸）などのうち感染性廃棄物であるもの

　廃棄物は、感染症の汚染源となる可能性があるため、適切に処分する必要があります。また血液などが付着したいわゆる医療廃棄物、感染性のある廃棄物は、中間処理を経たのち、埋立（最終処分）されます。医療機関は、いつ、どこで、誰が、どのように運搬したのか、処理を行ったのかを把握する義務があります。最終処分に至るまでの費用は医療機関がまとめて負担しており、その費用はかなり高額になります。

　臨床実習を行う学生さんも医療廃棄物を排出する側として、一緒に責任を持ちましょう。

（1）感染性廃棄物の判断

　感染性廃棄物かどうかの判断は、廃棄物の「形状」、「排出場所」、「感染症の種類」から客観的に判断することを基本とします。

　感染性廃棄物の判断基準として、廃棄物処理法に基づく感染性廃棄処理マニュアルに示されています。

　もしも……

　患者さんから血液がついているアルコール綿を破棄してほしいといわれたら？

➡STEP１（YES）➡感染性廃棄物

　もしも……

　医療従事者からナースステーションで滅菌物が入っていた袋を破棄してほしいと頼まれたら？

➡STEP１（NO）　➡STEP２（NO）

➡STEP３（NO）　➡非感染性廃棄物

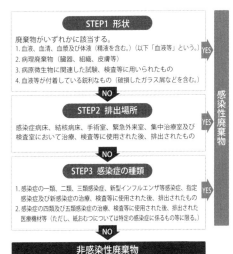

（２）感染性廃棄物と非感染性廃棄物

　感染性廃棄物とは、医療行為等に伴って生じる感染性廃棄物をさし、非感染性廃棄物とは、医療行為等に伴って生ずる廃棄物のうち感染性廃棄物以外の廃棄物をさします。

　感染性廃棄物を廃棄する容器には、廃棄物の種類によってバイオハザードマークの色が決まっています。

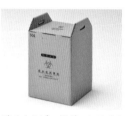	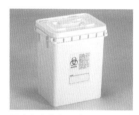	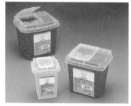
固形状のもの	鋭利なもの	液状または泥状のもの
血液付着のガーゼ 使用済みの医療材料（ガーゼ、オムツ、カテーテルなど） 使用済みの個人防護具　など	注射針、メスの刃 ガイドワイヤー、アンプル 輸液ルート（針付）　など	手術などで発生する組織 血液・体液などの廃液 など

　感染廃棄ボックスには、段ボール製のもの、プラスチック製のものなどがあります。

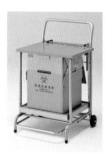

バイオハザードボックス（感染性廃棄物ボックス）固形物専用

医療廃棄物容器（リスペール）赤

↑主に鋭利なもの
ディスポ針ボックス

　また、曝露リスクを減らして完全に廃棄物を廃棄するために、医療機関ではフットペダル式の蓋つきのホルダーを用いています。

　非感染性廃棄物には、血液等が明らかに付着していないもので、手袋、サージカルマスク、側注用やミキシング用シリンジなどのプラスチック製品、栄養チューブなどのビニール製品などがあげられます。

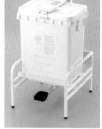

医療廃棄物容器用ホルダー
写真提供：アズワン株式会社

　医療廃棄物には、医療従事者だけではなく、委託業者など多くの人が関わります。感染症予防や病原体の拡散の防止とすべての人が安全、安心に取り扱うことができるように、適切な分別が重要となります。

　実習時など、自身で判断できないときは、勤務している医療従事者に確認しましょう。

看護師国家試験（第 104 回 午前 39）

Q. 血液の付着した注射針を廃棄する容器はどれか。

❶ 黄色バイオハザードマーク付きの容器
❷ 橙色バイオハザードマーク付きの容器
❸ 赤色バイオハザードマーク付きの容器
❹ 非感染性廃棄物用の容器

看護師国家試験（第 103 回 午前 18）

Q. 感染性廃棄物の廃棄容器に表示するのはどれか。

❶①   ❷②   ❸③   ❹④

薬剤師国家試験（第 102 回 244）

Q. 病院薬剤部において高カロリー輸液の調製を行う際に排出される廃棄物の処理方法を検討することとなった。廃棄にあたり感染性廃棄物と同等に取扱うべきものはどれか。2つ選べ。

❶ 薬液をとって空になったガラス製アンプル
❷ 薬液をとる際に用いた注射筒（シリンジ）
❸ 薬液をとる際に用いた注射針
❹ バイアルゴム栓のアルコール消毒に用いたガーゼ
❺ 調製時に用いたプラスチックブローブ

医師国家試験（第 101 回 G2）

Q. 医療機関における廃棄物処理について誤っているのはどれか。

ⓐ 在宅医療廃棄物は産業廃棄物として廃棄する。
ⓑ 採血時に使用したアルコール綿を一般のゴミ箱に廃棄する。
ⓒ 使用済み注射針をキャップを付けずに専用容器に廃棄する。
ⓓ 外傷患者の対応で使用したガーゼを感染用廃棄物容器に廃棄する。
ⓔ 単回使用の医療機器が未使用のまま滅菌期限切れとなったので廃棄する。

＊解答は p.117

6. 術前の準備②
除毛

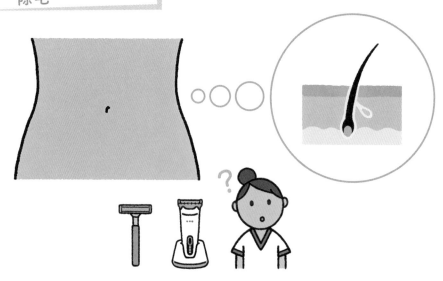

次に、除毛に関するQuestionについて考えてみましょう。

● ● ● ● ● ● ●

Q. 剃毛と除毛の違いは？

A. 剃毛とは、「体毛を剃ること」、除毛とは、「毛を取り除くこと」を指します。

Q. 手術の時に選択されるのは、どちら？

A. 除毛です。

（その根拠は？）

　皮膚の深部には無数の常在菌が存在しています。消毒などでも完全に殺菌してしまうことは不可能です。以前まで多くの施設でカミソリによる剃毛が行われてきました。しかし、剃毛は皮膚表面に多数の顕微鏡的切創をつくり、そこに常在菌が付着し増殖してしまうため、感染リスクが上昇することから、手術に影響が出る場合に限り、除毛が行われています。

　CDC（Centers for Disease Control and Prevention：アメリカ疫病予防管理センター）のガイドラインで患者の術前準備について、手術前夜の手術部位の剃毛は、手術部位感染（Surgical site infection：SSI）の危険性を有意に増加させるため、「術前の除毛は、切開部あるいは周囲の体毛が手術の邪魔になる場合を除き行わない」、また「除毛する場合はなるべく電気クリッパーを用いて術直前に行う」とされています。

　術前に必要な臍処置や除毛も適切に行うことで、SSIへの効果的な対策となります。また、皮膚切開部を物理的にきれいにしておくために、術前のシャワー浴や入浴が勧められます。

❶ 手術部位感染（Surgical site infection：SSI）

　手術部位感染（SSI）とは医療関連感染の中の最も一般的なもので、手術後30日以内（インプラントがある場合は1年以内）に、切開創、臓器、または体腔に起こる感染症を指します。

　ただし術後のドレーンからの逆行性感染、呼吸器感染や尿路感染などの遠隔部位感染は含まれません。SSIは、発生した部位により右の図のように、①表層切開創SSI、②深部切開創SSI、③臓器／体腔SSIに分類されます。

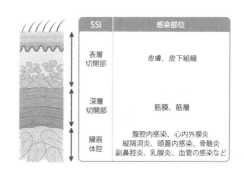

SSI	感染部位
表層切開部	皮膚、皮下組織
深層切開部	筋膜、筋層
臓器体腔	腹腔内感染、心内外膜炎縦隔洞炎、頭蓋内感染、骨髄炎副鼻腔炎、乳腺炎、血管の感染など

　SSIのリスクに関連する因子は、年齢、糖尿病、喫煙、肥満などの患者さん自身の要因である内的要因と術前処置（除毛など）、手術時手洗い、手術室の環境、手術時間、手術操作、皮膚の消毒、予防的抗菌薬のタイミング、使用する器械の洗浄・滅菌などの外的要因があります。

　SSIを効果的に減少させる目的で、ケアバンドル（care bundle：ランダム化比較試験（RCT）で有用性が認められた3〜5の手法を、単独ではなく束ねて（束：bundle）行うことで、高い効果を得ようとする方法を指す）が提唱されています。SSIのケアバンドルとして、①予防的抗菌薬の適切な使用、②適切な除毛、③手術後の血糖コントロールの維持、④手術開始後の正常な体温の維持が挙げられます。

CDC ガイドライン　手術創分類

クラスI	清潔clean	炎症がない感染していない手術創。乳腺、甲状腺、鼠径ヘルニア、整形手術、脳外科手術、心臓血管外科手術（呼吸器、消化器、生殖器、非感染の尿路に到達していないもの）。
クラスII	準清潔clean-contaminated	消化器、呼吸器、泌尿生殖器手術を含む管理された条件下で異常な感染がない手術創（胆道、虫垂、腟、口咽頭も含まれる）。
クラスIII	汚染contaminated	開放性の新鮮な外傷、消化管内容物の多量の漏出、無菌操作を損なう操作（例：開胸心マッサージ）の破綻などがあった手術創。
クラスIV	感染dirty/infectted	消化管穿孔、壊死組織の存在、糞便汚染、処置の遅れた汚染外傷など、術後感染を起こす細菌が、手術前から手術野に存在している創。

　ケアバンドルの①〜④の対策の一部を紹介します。

① 予防的抗菌薬の適切な使用：手術中に汚染される部位の感染予防目的で行われ、部位ごとの汚染菌をターゲットとする抗菌薬の選択、術前および術中投与が行われます。

② 適切な除毛：除毛は、手術に支障がない限り行いません。実施する場合は、電気クリッパーを用います。

③ 手術後の血糖コントロールの維持：生体侵襲により術後は血糖が上昇する（外科的糖尿病）ため、術前より血糖コントロールを行います。

④ 手術開始後の正常な体温の維持：低体温は血管が収縮するため、創部への酸素供給の低下などによりSSIのリスクが上昇します。そのため、手術開始前から保温が必要となります。

医療従事者は、互いに連携し、SSIの発症を防止すべく対策に取り組むことが重要です。

7. 術前の準備③
末梢静脈内カテーテル（点滴）挿入

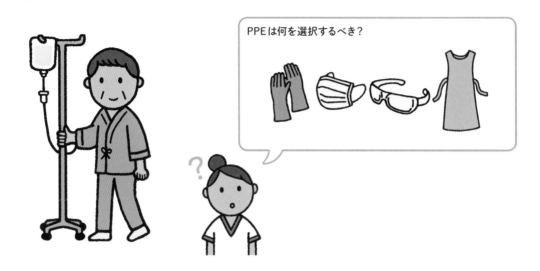

PPE は何を選択するべき？

　手術を受ける患者さんは、術前、術中、術後に輸液や薬剤を投与するために末梢静脈内カテーテル（点滴）が挿入されます。点滴作成と点滴挿入時のPPE について考えてみましょう。

●　●　●　●　●　●　●

Q．点滴を作成する時のPPEは何を選択しますか？

A．マスクをつけ、手指衛生を行い、手袋をつけます。

（その理由は？）

　医療従事者の唾液などの飛散防止および手指からの病原体の伝播を防ぐためです。

Q．点滴挿入時のPPEは何を選択しますか？

A．手指衛生を行い、手袋をつけます。

（その根拠は？）

　医療従事者の手指の病原体が患者さんに伝播することを防ぎ、清潔に末梢静脈を確保して、衛生的な点滴投与を行うためです。

　末梢静脈内カテーテルの挿入部位として、下肢に挿入したカテーテルは、上肢への挿入に比べ、血栓性静脈炎のリスクが高いといわれています。そのため、上肢の静脈が選択されます。

　挿入後は、静脈炎の兆候がないか、カテーテル挿入部の観察を行い、状態のアセスメントが重要です。

❶ 中心ライン関連血流感染

中心ライン関連血流感染（catheter-line associated bloodstream infection：CLABSI）とは、カテーテルを血管内に留置することがきっかけとなって発生する全身性の感染症をさします。

主なものを以下に示します。

①中心静脈カテーテル

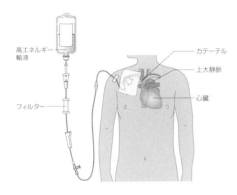

②スワンガンツカテーテル

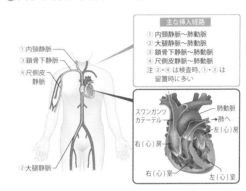

③血液透析用カテーテル

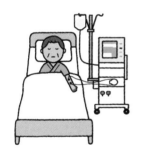

④皮下埋め込み式ポート　　　　　　　　など

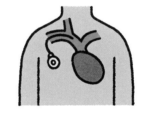

カテーテルの留置に伴い、血管内に微生物が侵入する経路が３つあります。

①皮膚に存在する微生物がカテーテル挿入部から侵入する経路

②カテーテル接続部の汚染により内腔に微生物が侵入する経路

③微生物汚染の生じた輸液を投与される経路

中心ライン関連血流感染対策に関しては、共通する対策として、留置期間の短縮、手指衛生と手袋の着用、輸液ルートの定期的な交換、接続部の消毒、清潔な薬剤調製などが挙げられます。専門機関がガイドラインを発行しており、不定期で改訂されるため、最新の情報を収集することが必要です。

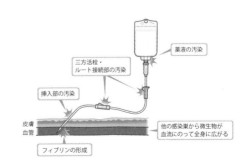

8. 術前の準備④
口腔ケア

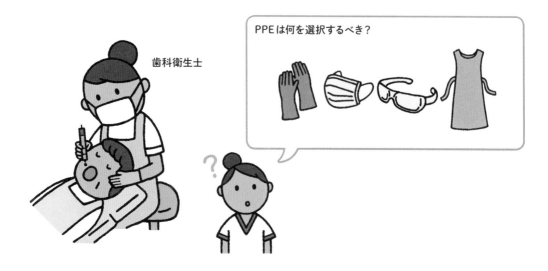

歯科衛生士

PPE は何を選択するべき？

　手術を受ける患者さんは、術後の誤嚥性肺炎などの合併症などを軽減させるために、術前から口腔ケアを行うことが増えました。

　口腔ケアとは、歯科の専門的立場から実施する口腔疾患の予防と必要に応じた治療を行うことで、口腔機能の維持・管理・向上などを図ることです。

　口腔ケア時のPPEについて考えてみましょう。

・・・・・・・

Q. 口腔ケアを実施する時のPPE は、何を選択しますか？

A. マスクをつけ、ゴーグルあるいはフェイスシールドをつけ、手指衛生を行い、手袋をつけます。また、患者さんの状況に応じて、エプロンを着用します。

（その理由は？）

　唾液などの分泌物の飛散や病原体の伝播を防止するためです。

　歯科治療領域は、常時、口腔内に触れることから唾液に接触することとなります。また、歯肉粘膜は傷つきやすく目に見えてなくても血液に接触している可能性もあります。

　また、唾液に血液が混じっていることもあるため、唾液や血液からの細菌やウイルスの伝播を防ぐ必要性があります。

　そのため、血液・体液に汚染されるおそれがある場合には、手袋、マスク、ゴーグル・フェイスシールド、エプロンを着用する必要があります。

❶ 周術期等口腔機能管理

　口腔は、「食べる」ことや「コミュニケーション」にかかわる重要な機能を果たします。

　口腔機能が低下すると、栄養摂取の不良、構音障害（コミュニケーションの障害）や呼吸器合併症（誤嚥性肺炎）の発症などが起こり、生活の質（QOL）の低下に繋がります。

　口腔にはさまざまな口腔微生物（細菌やウイルス）が生息しているため、不衛生な口腔環境であると、手術のために気管挿管チューブを留置する際、それらの微生物が、気管や肺に侵入する可能性があります。また、歯の周囲の血管から侵入した細菌が心内膜炎をおこしたりするリスクが高くなります。

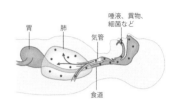

　2012年4月の診療報酬改定より、「術後の誤嚥性肺炎等の外科的手術後の合併症等の軽減」を目的に「周術期口腔機能管理料」が算定できるようになりました（2018年4月から周術期等口腔機能管理）。

　周術期等口腔機能管理とは、がん治療などを実施する医師との連携の下、患者さんの入院前から退院後を含めて歯科（歯科医師や歯科衛生士）が行う一連の包括的な口腔機能管理のことです。

　具体的には、①周術期における一連の口腔機能の管理計画の策定の評価、②主に入院前・中・後の口腔機能の管理の評価、③放射線治療や化学療法もしくは緩和ケア（行う予定を含む）を実施する患者の口腔機能の管理の評価、④また周術期における入院中の患者の歯科衛生士の専門的口腔衛生処置の評価が算定されます。

　現在、様々な医療施設において、口腔ケアの重要性が見直されており、がん治療の周術期口腔ケアを積極的に行うようになってきています。

　術前の口腔ケアとして、口腔内全体を見渡せるX線撮影による評価、歯科衛生士による歯垢（プラーク）や歯石の除去や粘膜を含めた口腔内清掃が行われます。

　歯の状態の評価は、全身麻酔の際の誘導歯（ぐらぐらする歯）の脱落、脱落による食道損傷などの予防や術後の口腔内管理へ繋がります。医療従事者間で情報を共有し、連携することが重要となります。

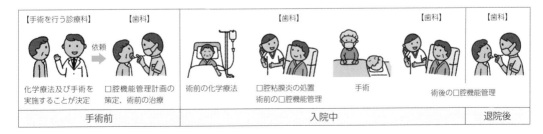

9. 手術室入室

①手術室入口 　　　　　②手術室（看護師間申し送り）　③手術室での術前準備

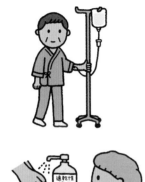

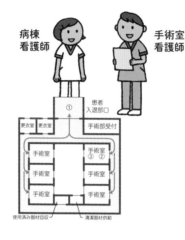

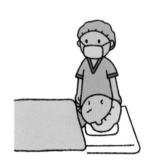

　今日は、手術当日です。Aさんは、看護師とともに病棟から手術室へ入室することとなりました。

　最近、患者の取り違え防止などのため、患者さんは病棟の看護師とともに手術室まで入室し、病棟の看護師が手術室看護師に申し送りをすることもあります。

● ● ● ● ● ● ●

Q. 手術室に病棟の看護師さんたちが入室して平気なの？

A. 病棟の看護師さんが申し送りを終え、退室した数分後に滅菌された器材を搬入します。

（その根拠）

　手術室の入退室による扉の開け閉めがあると、手術室内の空気の清浄度が一定に保たれません。そのため、病棟の看護師が退室するまでは、空気の清浄度を管理できません。

　病棟の看護師が退室後、一定時間を経過したのちに、手術室の空調のシステムにより、空気中の浮遊している微生物などは除去されるといわれます。

　滅菌された器材が搬入されたのちは、手術室の扉の開け閉めは極力減らし、室内に滞在する人を最小限にしましょう。

　患者さんは手術室へ入室する際、歩行で入室することが増えてきました。感染対策上、歩行入室をすることは問題ありませんが、患者さんが歩行入室する際は、転倒などに配慮した履物を選択してもらうように説明しましょう。

❶ 手術室の環境

手術室は、患者さんに外科的な処置（医療）が提供される場所です。

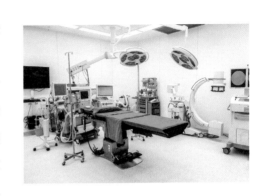

手術を受ける患者さんは、皮膚や組織を切開されることにより、自身の（無菌）組織を外界に露出する状態となります。また手術侵襲、麻酔侵襲の影響などにより、感染のリスクが生じやすい状態となります。そのため、手術室を適切な環境に整えることが重要となります。

手術室は感染対策の視点から、清潔な器材が通過する区域（清潔区域）（右図の緑の矢印）と使用済みの器材が通過する区域（不潔区域）（右図の赤の矢印）が交差しないように管理されています。

そのうちの１つである、供給ホール型を右に示します。供給ホール型は、中央に清潔な器材を供給する清潔ホールがあり、使用時に、清潔な器材は各手術室に搬入されます。不潔となった器械（使用済み器材）は、外周廊下を利用し、回収されます。

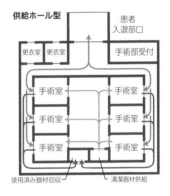

（１）空気の清浄度

室内で人や器材が動くと空中塵埃数は著しく増加します。手術室の清潔度を維持するためには、手術室のドアの開閉を最小限にとどめ、入室は最小限の人数にすることが大切です。

１）フィルタと層流

手術室の空気の清浄度を保つために、HEPA フィルタ（High Efficiency Particulate Air：超高性能フィルタ）あるいは、高性能フィルタが装備されています。

層流とは、同一方向に一定の量の速度で流れる空気の流れをさし、天井から噴出した空気を床面に垂直に流す垂直層流方式と、壁から噴出した空気を対向壁に水平に流す水平層流方式があります。

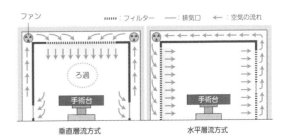

（２）換気

清潔な環境を保つため、換気回数の最低

基準として15回/hの換気回数が必要とされており、そのうち3回以上は外気を取り入れることが求められています。

医療施設における清浄度分類

清浄度クラス	名称	概要	代表例	最少換気回数（外気導入回数）	室内圧
I	高度清潔区域	層流方式による高度な清浄度が要求される区域	・バイオクリーンルーム	15回/h（5回）	陽圧
II	清潔区域	必ずしも層流方式ではなくてもよいがIに次いで高度な清浄度が要求される	・一般手術室	15回/h（3回）*	陽圧
III	準清潔区域	IIよりもやや清浄度を下げてもよいが一般区域よりも高度な清浄度が要求される	・手術手洗いコーナー ・NICU ・ICU ・CCU	6回/h（2回）	陽圧
IV	一般清潔区域	原則として開創状態でない患者が在室する一般的な区域	・回復質 ・一般病室 ・診察室 ・救急外来 ・内視鏡室（消化器）	6回/h（2回）	等圧
V	汚染管理区域	有害物質を扱ったり悪臭が発生する部屋で室外への漏出防止のための陰圧を維持する	・隔離診察室 ・空気感染隔離室	12回/h（2回）	陰圧
	拡散防止区域	不快な悪臭や粉塵などが発生する部屋で室外への拡散を防止するための陰圧を維持する	・トイレ ・汚物処理室 ・使用済みリネン室	10回/h	陰圧

＊吹き出し風速を垂直層流式0.35/s、水平層流式0.45/s程度とする

（3）手術室内圧

ドアの開閉の際、廊下など外部から不潔な空気が清浄度の高い手術室内に入り込まないよう、手術室の室内圧は15Pa以上の陽圧に保たれています。結核菌保菌者の手術などの場合は、手術室内部の汚染された空気が外部に漏れ出ないように室内を陰圧に設定するなどの対策が必要となります。

1）温度・湿度

手術室の温度は22〜26℃、湿度は45〜60％にすることが推奨されています。心臓外科手術の際は代謝を制御するために温度はやや低めに、逆に小児や新生児の手術ではやや高めに設定するのが好ましいとされています。

2）明るさ

手術室では、天井からの間接照明と、直接照明として無影灯が使用されます。照度は、手術室全般で1,000ルクス（lx）、術野は10,000〜100,000ルクスが推奨されています。

3）手術用手洗いの給水

手術室で使用する手洗い水は、かつては滅菌水が使用されていましたが、現在は、適切に管理された水道水でよいとされています。

看護師国家試験（第104回 午後21）

Q. 最も高い照度を必要とするのはどれか。

❶病室 ｜ ❷手術野 ｜ ❸外来の老化 ｜ ❹ナースステーション

＊解答はp.117

❷ 手術室での服装

手術室に入室する際には、身だしなみを整え、帽子とマスクを正しく着用し、必ず、鏡をみて、確認してから、入室しましょう。

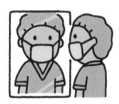

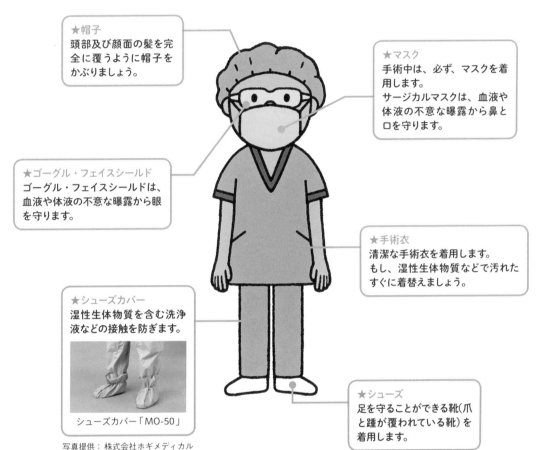

★帽子
頭部及び顔面の髪を完全に覆うように帽子をかぶりましょう。

★マスク
手術中は、必ず、マスクを着用します。
サージカルマスクは、血液や体液の不意な曝露から鼻と口を守ります。

★ゴーグル・フェイスシールド
ゴーグル・フェイスシールドは、血液や体液の不意な曝露から眼を守ります。

★手術衣
清潔な手術衣を着用します。
もし、湿性生体物質などで汚れたすぐに着替えましょう。

★シューズカバー
湿性生体物質を含む洗浄液などの接触を防ぎます。

シューズカバー「MO-50」

写真提供：株式会社ホギメディカル

★シューズ
足を守ることができる靴（爪と踵が覆われている靴）を着用します。

医師国家試験（第112回 E49）

Q. 患者の状態が安定したため、入院10日目に腹腔鏡下の幽門側胃切除術を施行することにした。この手術に助手として参加する際に正しいのはどれか。

ⓐ 手指消毒には滅菌水が必要である。
ⓑ 滅菌手袋は手指消毒の後に装着する。
ⓒ 滅菌された帽子（キャップ）を着用する。
ⓓ 流水で10分以上手指の擦り洗いを行う。
ⓔ 腹腔鏡下手術では、清潔ガウンを着用しない。

※解答は p.117

10. 麻酔導入

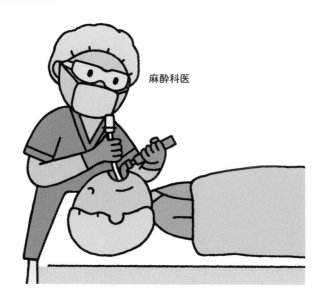

麻酔科医

　Aさんは、腹腔鏡下低位前方切除術を受けるため、全身麻酔によって手術が行われます。これより、気管内挿管が行われます。では、気管内挿管チューブを挿入する時のPPEについて考えてみましょう。

・・・・・・

Q. 麻酔科医が気管内挿管の手技を行う時のPPEは何を選択しますか？マスクと帽子はすでに
　　着用済みとします。

A. ゴーグルをつけ、手指衛生を行い、手袋をつけます。

（その理由は？）

　患者さんの唾液は湿性生体物質です。手技時に唾液の曝露（飛散）を受けることもあり得ます。湿性生体物質から医療従事者自身を守るためにゴーグルおよび手袋をつけます。

Q. 看護師は、気管内挿管の介助を行う時のPPEは何を選択しますか？マスクと帽子はすでに
　　着用済みとします。

A. ゴーグルをつけ、手指衛生を行い、手袋をつけます。

（その理由は？）

　患者さんの唾液は湿性生体物質です。手技時に唾液の曝露（飛散）を受けることもあり得ます。湿性生体物質から医療従事者自身を守るためにゴーグルおよび手袋をつけます。

❶人工呼吸器関連肺炎

人工呼吸器関連肺炎（ventilator-associated pneumonia：VAP）とは、気管挿管による人工呼吸管理開始後48時間以降に発症した肺炎と定義されます。

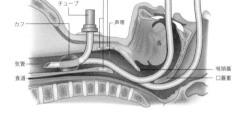

侵入経路は、①病原性微生物の上気道への定着、②下気道への微生物の誤嚥、③宿主防御機構の低下があげられます。

気管内チューブ挿入の直後に起こる肺炎ではありませんが、気管内チューブが危険因子となります。

気管内チューブの挿入時より、標準予防策を遵守し、VAPの発症の予防へ繋げることが大切です。

挿管チューブの挿入経路として、鼻腔より挿管チューブを挿入する経鼻挿管、口腔内より挿管チューブを挿入する経口挿管、外科的に気管を切開しチューブを挿入する気管切開があります。

右の図は、麻酔導入から人工呼吸器装着までの流れを示したものです。

次に、挿管の手順を以下に示します。

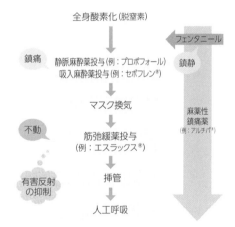

- ▶ 医師へ喉頭鏡を手渡す。
- ▶ 医師へ気管チューブを手渡す（スタイレットを使用する場合は、スタイレットは気管チューブの先端より出さない）。
- ▶ 医師の指示のもと、気管チューブからスタイレットを抜き、カフに空気を入れる。
- ▶ 医師が呼吸音を聴取して気管挿管できているか確認し、気管チューブの固定を行う（固定の位置が深すぎると片肺挿管となるため注意する）。
- ▶ バイトブロックを患者の口角に挿入し、気管チューブと共にテープで固定する。

挿管の手技は、患者さんの唾液の曝露（飛散）を受けることもあり得ます。唾液は湿性生体物質であり、湿性生体物質から医療従事者自身を守るため、またVAPの発症の予防のため、医療従事者は適切なPPEを選択し、感染対策をしていく必要があります。

11. 手術に向けての準備

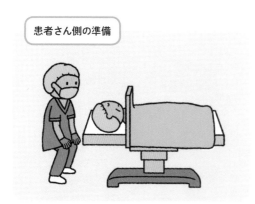

患者さん側の準備

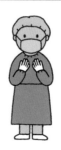

医師(術者)、器械出し看護師の準備

麻酔の導入が終わると、手術に向けての準備が行われます。

準備として、体温プローベ留置、体位固定、尿道カテーテルの留置、対極板の装着など……その患者さんに応じた準備がされます。

・ ・ ・ ・ ・ ・ ・

Q. 次のような準備をするときのPPEは、何を選択しますか？ ○をつけてみよう

　　＊すでにマスクおよび帽子は着用しているとします。(＊解答はp.117)

　Q1. 体温プローベを直腸に挿入する時のPPEは？

　➡A1.（　　）未滅菌手袋／（　　）滅菌手袋 、（　　）アイガード、（　　）不要

　Q2. 体温プローベを損傷がない皮膚に貼付する時のPPE は？

　➡A2.（　　）未滅菌手袋／（　　）滅菌手袋 、（　　）アイガード、（　　）不要

（その根拠は？）

A1：直腸へ体温プローブを挿入する際、湿性生体物質である便に曝露される可能性があるため、挿入時は手袋をつけましょう。

A2：損傷のない皮膚に貼付する場合は、湿性生体物質に曝露される可能性は低いと考え、手袋装着は必須となりません。

　Aさんは、腹腔鏡下低位前方切除術のため、体温の測定は、尿道カテーテルに温度センサーがついている尿道カテーテルを用いることで測定できる膀胱温、あるいは食道温によって測定されるでしょう。

　医療従事者側の準備として、医師および器械出し看護師は、手術時手洗いをし、サージカルガウンの着用を行います。

❶ 手術時手洗い

　手術時手洗いには、（1）ラビング法（またはウォーターレス法）と、（2）スクラブ剤を用いた消毒法（ブラシを用いるスクラビング法、揉み洗い法、ツーステージ法）に大別されます。

＊下図、次ページの図は一例です。また、薬剤名も一例です。

ラビング法
ヒビスコール液A0.5%の使用例

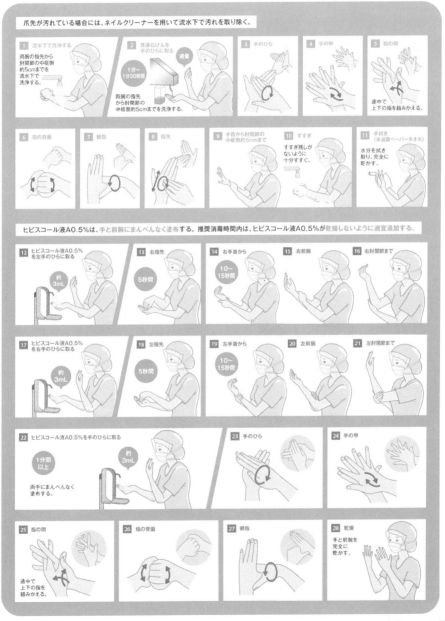

出典：サラヤ株式会社

ツーステージ法
スクラビンS4%液とヒビスコール液AO.5%の使用例

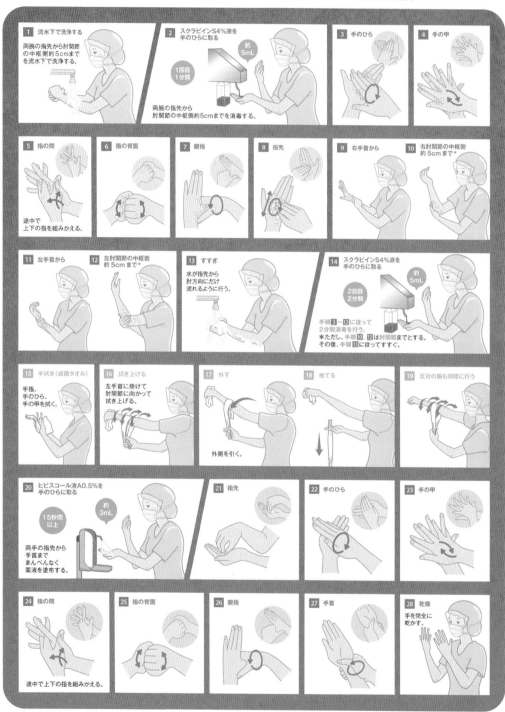

1 流水下で洗浄する
両腕の指先から肘関節の中枢側約5cmまでを流水下で洗浄する。

2 スクラビンS4%液を手のひらに取る
約5mL
1回目 1分間
両腕の指先から肘関節の中枢側約5cmまでを消毒する。

3 手のひら

4 手の甲

5 指の間
途中で上下の指を組みかえる。

6 指の背面

7 親指

8 指先

9 右手首から

10 右肘関節の中枢側 約5cmまで*

11 左手首から

12 左肘関節の中枢側 約5cmまで*

13 すすぎ
水が指先から肘方向にだけ流れるように行う。

14 スクラビンS4%液を手のひらに取る
約5mL
2回目 2分間
手順3～12に従って2分間消毒を行う。
*ただし、手順10、12は肘関節までとする。その後、手順13に従ってすすぐ。

15 手拭き（滅菌タオル）
手指、手のひら、手の甲を拭く。

16 拭き上げる
左手首に掛けて肘関節に向かって拭き上げる。

17 外す
外側を引く。

18 捨てる

19 反対の腕も同様に行う

20 ヒビスコール液AO.5%を手のひらに取る
約3mL
15秒間以上
両手の指先から手首までまんべんなく薬液を塗布する。

21 指先

22 手のひら

23 手の甲

24 指の間
途中で上下の指を組みかえる。

25 指の背面

26 親指

27 手首

28 乾燥
手を完全に乾かす。

出典：サラヤ株式会社

❷ 滅菌ガウンの着脱

清潔にガウンを受け取る

清潔にガウンを開く

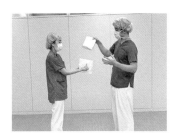
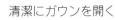
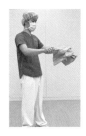
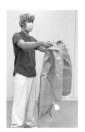

清潔にガウンを着用する

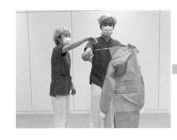
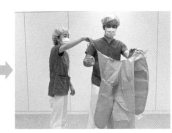
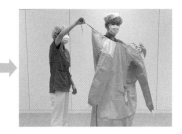

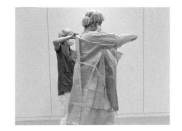

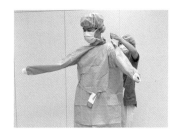

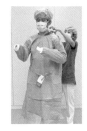
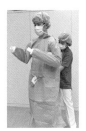

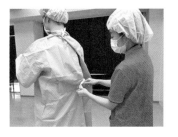

清潔に手袋を受け取る

手袋を開く

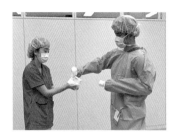

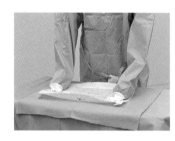

清潔に手袋を着用する

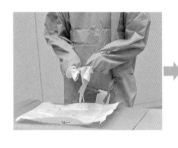
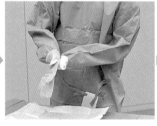
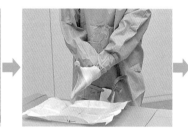

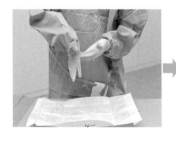
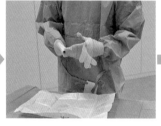
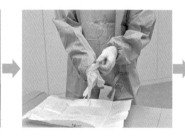

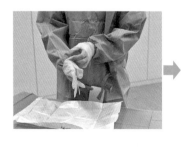
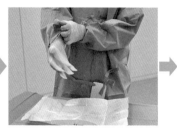
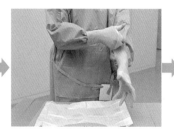

清潔にガウンを着用する

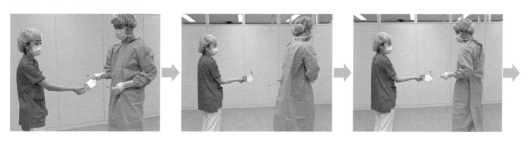

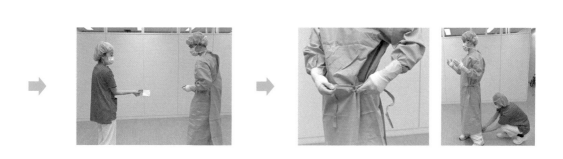

　サージカルガウンの表側は、全て清潔で、裏側は自分に触れた時点で全て不潔とみなします。自分の胸から臍くらいまでの前側と袖だけは、清潔とみなされ（清潔域）、襟元から肩・自分の腹から下・自分の背面は全て不潔とみなされます（不潔域）。

　無菌状態にある者同士（ガウンテクニックしている者同士）がすれ違う場合は、お互い前向き（向き合った状態）、あるいはお互い後ろ向き（背合わせの状態）となります。

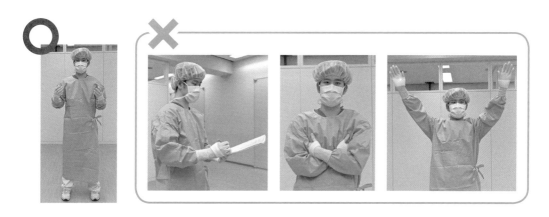

　手術室で見学する実習がある場合は、医療従事者（手術室看護師や医師など）に確認しもらいながら、ガウンテクニックを行いましょう。

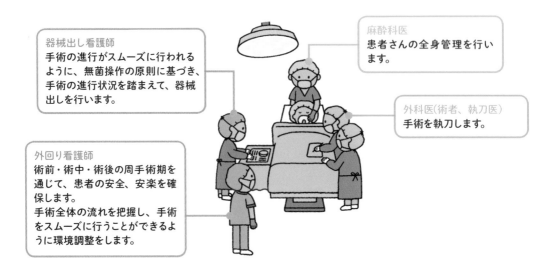

器械出し看護師
手術の進行がスムーズに行われるように、無菌操作の原則に基づき、手術の進行状況を踏まえて、器械出しを行います。

麻酔科医
患者さんの全身管理を行います。

外回り看護師
術前・術中・術後の周手術期を通じて、患者の安全、安楽を確保します。
手術全体の流れを把握し、手術をスムーズに行うことができるように環境調整をします。

外科医(術者、執刀医)
手術を執刀します。

　患者さんの皮膚の消毒は、切開部から同心円状に外側に描くように塗っていきます。

　手術を安全に実施するために、医療従事者の動線や配置は考えられています。

　＜麻酔器＞は、通常、手術野の妨げにならない場所で、全身管理しやすい場所に配置されます。麻酔器は頭側に位置されますが、術式によって移動される場合もあります。

　＜器械台＞は、手術中に提供される器械が乗せられており、術野に近く配置され、器械出し看護師が管理します。

・・・・・・・

Q. 学生さんはどの位置（見学位置）に立てばいいのだろうか……

A. 器械台、滅菌不織布やサージカルガウンを着ている医療従事者には近づかず、医療従事者たちの動線ではない場所で待機しましょう。手術進行が落ち着いたら、サージカルガウンを着用していない医療従事者に見学位置を確認しましょう。

（その根拠は？）

　手術は無菌的操作で実施することが必須であり、学生さんもチームの一員として行動する必要があります。

　医療従事者は、安全に手術を進めるために、常に清潔および不潔の概念を考えながら行動します。清潔野と不潔野を隔離するために、皮膚の消毒後、患者さんは、保護的なカバーまたは障壁として用いる滅菌不織布によって覆われます。手術開始時は、セッティングなどを行うため、非常に煩雑な環境となります。手術の進行が落ち着いたら、医療従事者に確認しましょう。

❶ 洗浄と消毒と滅菌

安全な手術、処置やケアを提供するためには、洗浄・消毒・滅菌に関する知識をもつことが必要です。

▶ 洗浄とは、汚れ物、有機物などを対象から物理的に除去すること

▶ 消毒とは、対象から細菌芽胞を除くすべて、または多数の病原性微生物を除去すること

▶ 滅菌とは、微生物をすべて死滅または除去させること

患者さんに使用した物品のすべては、標準予防策の考えに基づき、正しく取り扱い、処理することが必要です。

E.H.Spaulding（スポルティング）は、汚損による感染の危険度に応じ、クリティカル器材、セミクリティカル器材、ノンクリティカル器材の3つの分類を考案しました。

分類	クリティカル	セミクリティカル	ノンクリティカル
分類	通常無菌の組織や血管に挿入されるもの	損傷のない粘膜および創のある皮膚に接触するもの	損傷のない皮膚と接触するもの
推奨される処理工程	▶ 滅菌	▶ 高水準消毒：少数の芽胞を除き、すべての微生物を殺滅する。 ▶ 中水準消毒：芽胞以外の結核菌、細菌、多くのウイルス、真菌を殺滅する。	▶ 低水準消毒：ほとんどの細菌、ある種のウイルス、真菌は殺滅するが、結核菌や芽胞などは殺滅しない。 ▶ 洗浄
器材	手術器械、注射器、穿刺、縫合などの観血的な処置に使用される器具、インプラントなど	人工呼吸器、麻酔器回路、軟性内視鏡、膀胱鏡、咽頭鏡ブレード、バイトブロック、ネブライザー、哺乳瓶、乳首など	血圧計、酸素マスク、膿盆、ガーグルベースン、便器、尿器など
根拠	芽胞を含むあらゆる微生物で汚染された場合に感染の可能性が高いため、すべて滅菌しなければならない	損傷していない正常粘膜は、芽胞による感染には抵抗性があるが、結核菌やウイルスなどの微生物は感染する可能性がある	無傷の皮膚はほとんどの微生物に対し効果的なバリアとして作用するため、無菌性は重大でない

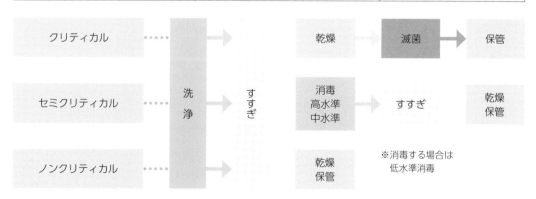

（１）洗浄

　洗浄とは、医療器具、環境表面、皮膚などから、有機物や汚物を物理的に除去することをさします。

　洗浄処理には、酵素製剤や洗浄液を使用する洗浄、用手による洗浄、自動洗浄装置による洗浄（ウォッシャーディスインフェクターなどによる洗浄、超音波洗浄による洗浄）があります。

　手で洗浄する時は、マスク、防水ガウン、未滅菌手袋、フェイスシールドを着用します。

　洗浄が不十分で、有機物など汚染物が付着したままの場合は、その後の消毒や滅菌の処理も不十分となるため、確実な洗浄が大切です。

（２）消毒

　消毒とは、医療器具、環境表面、皮膚から有害な微生物または目的とする対象の微生物だけを殺滅することをさします。

　下の表は、主な消毒薬の抗微生物スペクトル（ある抗微生物薬が、増殖阻止作用を示す微生物の範囲）を示したものです。

　微生物および消毒薬の特性を十分に理解した上で、使用することが重要です。

分類	消毒薬（一般名）	一般細菌	緑膿菌	結核菌	真菌	芽胞	一般ウイルス
高水準消毒薬	フタラール	○	○	○	○	○	○
	過酢酸	○	○	○	○	○	○
	グルタラール	○	○	○	○	○	○
中水準消毒薬	次亜塩素酸ナトリウム	○	○	○	○	△	○
	消毒用エタノール	○	○	○	○	×	○
	消毒用イソプロパノール	○	○	○	○	×	○
	ポビドンヨード	○	○	○	○	×	○
低水準消毒薬	第４級アンモニウム	○	○	×	△	×	×
	クロルヘキシジン	○	○	×	△	×	×
	両性界面活性剤	○	○	△	△	×	×

▶上記の消毒薬名は一般名です。実習の際は、その病院で採用（使用）しているものを確認してみよう。

（3）滅菌

　滅菌とは、芽胞を含むすべての微生物を殺滅することを目指す処理工程をさします。滅菌される前には十分な洗浄が必要となります。

　主な滅菌方法には、下の表のような方法があります。

	オートクレーブ滅菌	酸化エチレンオキサイドガス滅菌	過酸化水素低温プラズマ滅菌
原理	高温蒸気により微生物の蛋白質を凝固させ死滅させる	気化ガスにより微生物の核酸や蛋白質に反応を起こし、死滅させる	気化ガスに高周波エネルギーを与え、プラズマの作用で微生物を死滅させる
滅菌温度時間	高温／短時間 例：121℃／20分間、126℃／15分間、134℃／10分間	低温／長時間 ＋2〜4のエアレーション時間 例：約40〜60℃／	低温／短時間 例：約45℃／45分
対応	鋼製小物、リネン	プラスチック、ゴム製品	該当製品
長所	短時間で滅菌できる、安全性が高い、芽胞に対しても信頼性が高い、残留毒性がない	非耐熱性の器材の滅菌ができる、細管構造物の確実な滅菌が可能である	耐熱性の器材の滅菌ができる、短時間で滅菌が可能である、残留毒性がない
短所	耐熱性、耐湿性のない器材には使用できない、液体の滅菌に敵穴井	残留毒性があるために、エアレーションが必要となる	過酸化水素を吸着するため、液体、紙やリネンなどのセルロース製品には使用できない
特性	残留物質がない、安価	発がん性あり	短時間で滅菌可能

　適切に滅菌されているかを判定するために、物理学的モニタリング（滅菌器付属計器で測定し、記録を保存する方法）、化学的インジケータ（色調の変化で確認する方法）、生物学的インジケータ（滅菌工程を通過したインジケータを培養し、滅菌結果を判定する方法）が用いられ、管理されます。

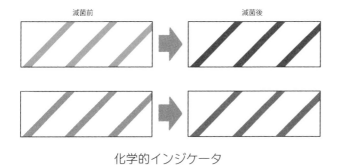

化学的インジケータ

　安全に器材（器械）を提供するためには、器材が適切に滅菌されているという保証が重要となります。

❷ 滅菌物の取り扱い

　滅菌物を使用するまでは、滅菌の破綻がないように適切に管理します。保管は、扉付きの棚やカートなどで、密閉して保管します。使用時は、滅菌有効期限の早いものから使用します。

　滅菌有効期限の考え方は、時間によるもの（時間依存型無菌性維持：時間経過によって、無菌性維持の期限を設けたもの）と事象によるもの（事象依存型無菌性維持：期限を定めるのではなく、無菌性が破綻する事象が起こるまでは無菌であるという考え）があります。実習の際、確認してみましょう。

　滅菌物の開け方を以下に示します。

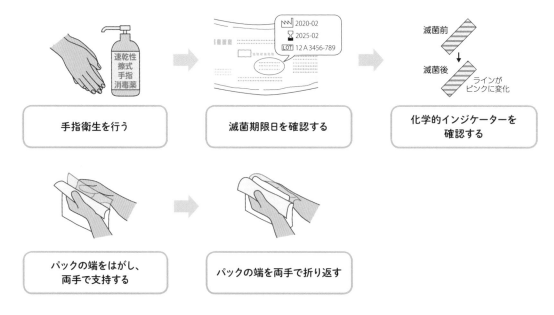

　滅菌期限日には、以下のような種類があります。

▶ 左の絵：日本語で記載

▶ 右の絵：滅菌日 ⋀⋀ マーク、使用期限日：⧖ マーク

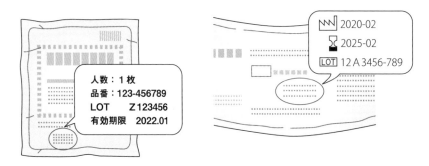

手術中に術野に提供する場合は、清潔区域内で受け渡しをすると、菌が落下したり、物品の包装を清潔区域に落とすなどし、清潔野を汚染する危険性があるため、受け渡しは清潔区域の外で行います。開封前の滅菌物を床に落とした場合は、その落下した滅菌物を不潔とみなします。また、一度開封した器材は、開封した時点で無菌性は破綻するため、未使用であっても、滅菌物としては扱いません。

　安全に器材（器械）を提供するためには、適切に滅菌された器材を、適切な方法で保管し、提供されることが重要となります。

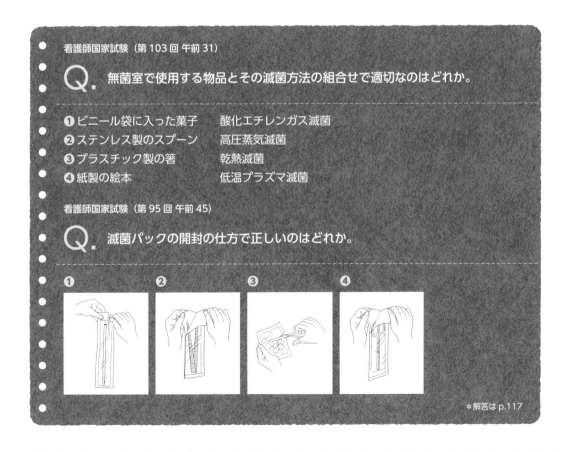

看護師国家試験（第103回 午前31）

Q. 無菌室で使用する物品とその滅菌方法の組合せで適切なのはどれか。

❶ ビニール袋に入った菓子　　酸化エチレンガス滅菌
❷ ステンレス製のスプーン　　高圧蒸気滅菌
❸ プラスチック製の箸　　　　乾熱滅菌
❹ 紙製の絵本　　　　　　　　低温プラズマ滅菌

看護師国家試験（第95回 午前45）

Q. 滅菌パックの開封の仕方で正しいのはどれか。

❶　　　　　　❷　　　　　　❸　　　　　　❹

＊解答は p.117

13. 術中②：手術操作

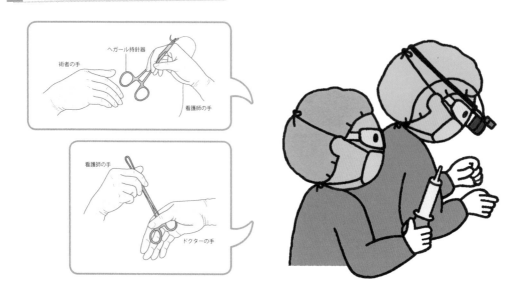

　手術中は、多くの器械が用いられます。術者と器械出し看護師との間では、様々な器械（器具）の受け渡しが行われます。これらの器械（器具）を置く台を、器械台といいます。

　器械出し看護師は、常に、手術で使用する器械（器具）が清潔維持できるように管理をします。

　手術中は、術者（執刀医）は術野から目をそらさないため、器械が渡されるほうの手は見ていないことがほとんどです。

　器械出し看護師は、術野を見ながら、術者（執刀医）が使用する器械を予測し、必要な器械を器械の持ち位置に合わせ手渡します。

・・・・・・・

Q. 手術時手洗いをし、ガウンテクニックを行い、術者のそばに立ち見学することとなりました。見学中、目の前に自分の知っている「器械」があった場合、それを術者（執刀医）に手渡してもよい？

A. 手渡してはなりません。

（その理由は？）

　手術はチームで行いますが、各々の役割を発揮することで、安全に手術が進行します。器械を管理しているのは、器械出し看護師です。器械出し看護師は、「どこに、どの器械があるか」を把握し、管理しています。また、器械が置いてある器械台には、たくさんの鋭利物があり、非常に危険です。指示がない限り、見学者に徹しましょう。また、滅菌ガウンを着ている時の清潔野は前胸部あたりとなります。背部が器械台あるいは術野に向かないように注意しましょう。

❶ 手術で用いる器械

手術で用いる器械は、多岐にわたります。

メス

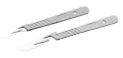

ディスポメス

剪刀類（せんとう）

TC外科剪刀（超鋼チップ付）両鈍・直タイプ

鑷子（せっし）

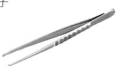

ピンセット（大波）有鉤

鉗子類（かんし）

モスキート鉗子 直・無鉤

持針器

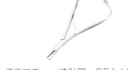

TCマチュー持針器　05シリーズ

※写真は一例です

写真提供：アズワン株式会社

　これらの器械を器械台に展開する際は、液体が透過しないドレープを用い、清潔な範囲は、展開したドレープの平面のみとします。平面以外も清潔であると考えられますが、接触などにより不潔になっている可能性があるため、平面のみとされます。

　器械の展開方法は病院により様々ですが、汚染及び針さし切創のリスクを回避するために、器械台にメスなどの鋭利物を直接置くことを避ける専用の器材を用いるようになってきました。

　また、整形外科の人工関節置換術などでは、サイズ違いの複数のトライアル、腹腔鏡や胸腔鏡を用いた鏡視下手術では約30cm程度の鉗子が用いられます。通常の手術操作（切開、剥離、縫合など）で使用する器械に追加し展開されるため、管理する器械（器具）が多くなり、術式により状況が異なります。

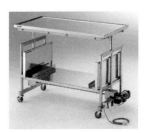

電動器械展開台（充電式バッテリー付き）TM-1200E

　器械台は滅菌物を管理するところのため、術野と同様な清潔度を維持する必要があります。しかし、消化器系の手術では、消化管を切離するため、術野が汚染される可能性があります。その場合は、汚染を最小限にとどめることが重要です。この操作で使用した器械（器具）は、使用している最中は、その他の器械が不潔にならないように管理し、不要になった場合は、可能であれば、清潔野から不潔野に移動させるか（降ろすか）などの対応が必要です。

　手術に携わる医療従事者は、器械（器具）を清潔に保つために、互いに声を掛け合い、清潔維持に努めます。

❷ 鋭利物の取り扱い方法

手術中は、多くの鋭利物（針、縫合糸、メスなど）が用いられます。

（1）針と糸（縫合糸）

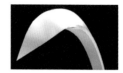

アイレス・アイド（角針）

針には、大きく分けて角針、丸針があります。

▶ 角針：先端断面が三角形。皮膚や筋膜など固い組織の縫合に使用。

▶ 丸針：先端断面が丸い。血管や消化管など柔らかな組織の縫合に使用。

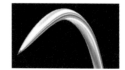

アイレス・アイド（丸針）
写真提供：マニー株式会社

大きさは縫合部位により選択します。また、針には、弾機孔（長細い穴の先端が先割れしており、糸の側面を割れ目に押し付けると糸が穴に通る孔）があり、先割れ部分が少し尖っているため、普通孔に比べると組織損傷が起こりやすくなります。

糸には、吸収糸と非吸収糸があります。

▶ 吸収糸は、最終的に体内で完全に吸収されます。吸収されるまでの一定期間、抗張力が保持されます。

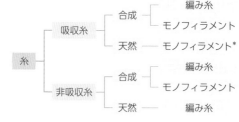

＊現在国内で販売中止となっています。

▶ 非吸収糸は、体内で分解、吸収されません。組織保持を長期間要する部位に適用します。

▶ 編み糸は、複数のフィラメントを編み上げた糸で、柔軟性に富みますが網目に細菌が宿って感染巣になりやすくなります。

▶ モノフィラメントは、単一のフィラメントからなる糸（１本の繊維）、柔軟性に欠けますが表面がやわらかで細菌が伝播しないという特徴があります。

縫合する組織により、糸を選択します。

針と糸には様々な種類があり、組み合わせも様々です。その他にも、すでに針と糸が一体化している針付縫合糸や少し力を掛けると糸から針が簡単に外れる設計となっている針付縫合糸（CR：Control Release、エチコン社）というものもあります。針付縫合糸は、針と糸の段差が少ないため、縫合時、周囲の組織を傷つけにくいというメリットがあります。

最近では、SSIの発生を低下させるために、抗菌作用をもつトリクロサンを添加したコーティング剤が縫合糸に塗布された抗菌縫合糸を使用している施設もあります。

縫合する組織に応じて、適切な針と糸が選択されます。少しでも手術時間を短縮させるためにも、執刀医（術者）に依頼されてから準備するのではなく、手術室看護師らサイドでも、常に、「この組織にはどのような針、あるいは糸が適切なのか」を考えながら準備をしておき、依頼された際、速やかに術野に提供できるように準備しておくことが必要です。

（2）鋭利なものの管理方法

　術野（器械台含む）には、多くの鋭利物が取り扱われるために、針刺し切創事故が行らないように、適切な管理を行う必要があります。

　器械台でメスを保管するために、右のようなメス刃の先端がトレー内に収納されるトレーなどが用いられることが多くなりました。

また、メスの受け渡しは、切創を予防するために、直接受け渡しせず、ニュートラルゾーンを設けることが推奨されるようになりました。

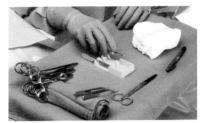

ゴールドスタンダード　スカルペルトレー
写真提供：メドライン・ジャパン合同会社

　直接の受け渡しをする場合は、器械出し看護師：「メスです」、術者（執刀医）：「メス返すよ」など、お互い声を掛け合い、切創予防を行うことが大切です。

　また、手術では多くの針と糸を用います。針を把持する際、たいてい器械出し看護師（または術者）は、右の絵のように、直接、針を手で把持し、縫合針の針先や糸固定部分を傷つけないように、針先から糸固定部分までの距離の2/3（〜3/4）程度の部分を持針器の先端部で挟み、柄部分を握って把持します。その後、術者に提供します。

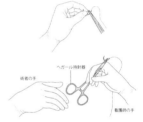

　使用済みの針は、シャーレに保存する、または右の写真のような、針を収納する材料・容器（ダブルチェッカー®）などで管理します。

　このように、針に触れることが非常に多い、切創針刺し事故を起こしやすい環境にあります。

　手術では、メスや針といった鋭利物だけではなく、多くの器械の受け渡しが行われます。そのため、受け渡しの際、器械などが引っかかり、知らない間に手袋が穿孔していることもあります。

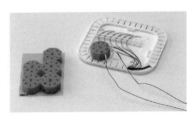

ダブルチェッカー
写真提供：株式会社ホギメディカル

　手袋の穿孔により、SSI発生率が上昇するといわれており、近年では、術野の汚染防止や職業感染防止の面から2重手袋の着用が推奨されています。穿孔にいち早く気づくように、内側と外側で異なる色の手袋を装着する施設もあります。また、手術に要す時間を最小とすることが、感染予防の取り組みの1つとなります。医療現場では、患者さんおよび医療従事者の互いの安全を守るために、様々な感染対策が行われています。

14. 術中③：尿量測定

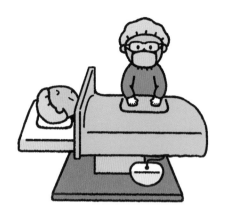

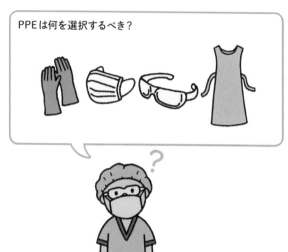

PPEは何を選択するべき？

　多くの手術を受ける患者さんは、術中、術後の水分出納バランス（in outバランス）を把握するために、膀胱留置カテーテルが挿入されます。膀胱留置カテーテル留置時と尿量測定時のPPEについて考えてみましょう。

• • • • • • •

Q. 膀胱留置カテーテルを留置するときのPPEは、何を選択しますか？（マスクと帽子はすでに着用済みとします）

A. 手指衛生を行い、滅菌手袋をつけます。必要に応じてエプロンをつけます。

（その理由は？）

　カテーテル挿入時に、尿道粘膜から微生物が侵入するリスクがあるため、清潔操作が必要です。最近ではカテーテル留置に必要な物品（カテーテル、手袋、消毒薬）などがキット化され、滅菌されているものが使用されることが多くなっています。

Q. 尿量を測定する時のPPEは、何を選択しますか？

A. エプロン、ゴーグル（アイガード）をつけ、手指衛生を行い、手袋をつけます。

（その根拠は？）

　排泄物（尿）の飛散や曝露から医療従事者を守るためです。

　膀胱留置カテーテル挿入中は、採尿バッグの高さの管理が重要となります。

❶ 膀胱留置カテーテル関連尿路感染

膀胱留置カテーテル関連尿路感染（catheter associated urinary tract infection CATUI）は、入院後に起こる尿路感染の70〜80％といわれています。

カテーテルの留置に伴って膀胱内に微生物が侵入する経路は主に2つに大別されます。

▶ カテーテルの外側を通る経路

病原体がカテーテルの外側の尿道粘膜に沿って膀胱に移動する経路

▶ カテーテルの内側を通る経路

採尿バッグや採尿バッグとカテーテルの接続部から病原体が侵入し、カテーテルの内側を移動する経路

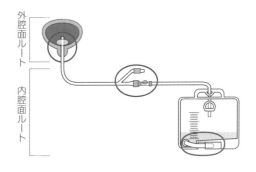

膀胱より採尿バッグが高い位置にあると、尿が逆流してしまい、細菌が膀胱に侵入し、逆行性感染のリスクが生じます。また、低すぎる場合は、汚染している床に採尿バッグの排出口が接触し細菌などが付着する可能性があります。適切な採尿バッグの管理が重要です。

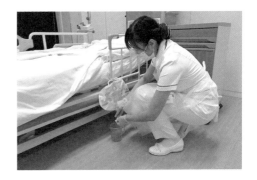

手術中に尿量を測定する場合は、手術が進行されている最中に測定します。そのため、測定できる場所が限られます。

たいてい、術中の尿量の観察が必要となる麻酔科医が管理している場所に設置されることが多いです。測定時は、排出口が回収するカップに触れないようにしましょう。

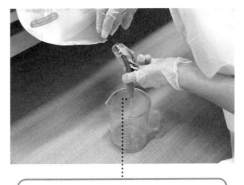

排出口が回収用カップに触れないようにする

15. 術中④：出血量の測定

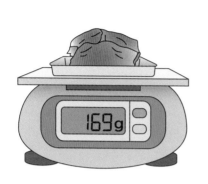

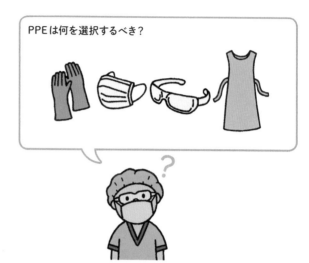

PPEは何を選択するべき？

　手術を受ける患者さんの術中、術後の循環動態や水分出納バランス（in outバランス）を把握するために、出血量が測定されます。

　出血量は、手術で使用したガーゼ類の出血量（g）と術野で吸引された吸引出血量（容量mL）を合わせたものとなります。

　ガーゼ類の出血量を測定するときのPPEについて考えてみましょう。

● ● ● ● ● ● ●

Q. ガーゼ類の出血量を測定する時のPPEは、何を選択しますか？（マスクと帽子はすでに着用済みとします）

A. エプロン、ゴーグル（アイガード）をつけ、手指衛生を行い、手袋をつけます。

（その根拠は？）

血液の飛散と曝露から医療従事者を守るためです。

　正確に出血量を測定することは、患者さんの全身状態を的確に判断するためにとても大切なことで、適宜、測定を行います。そのつど、適切なPPEを着用し、実施することが重要です。

❶器械・ガーゼカウント

　手術では、器械、ガーゼ、針やその他の衛生材料が用いられます。

　器械は、先端の破損がないか、ネジの脱落がないかなど、破損、作動状態を確認します。

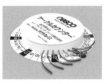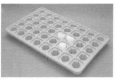

（左から）ＴＣマチュー持針器　05シリーズ、サークルカウンター（40カウント）、ガーゼカウンター

写真提供：（左から）アズワン株式会社、アルフレッサファーマ株式会社、株式会社柏木モールド

　また、手術で使用するガーゼ（ツッペルなど）には、Ｘ線造影糸が織り込まれており、万が一、体内でガーゼの行方が把握できなくなった場合には、レントゲン撮影により位置を特定することができます。

　これらのカウントする物品は、体内に残存防止（体内異物残存防止）するために、手術前（準備時）、手術中（体腔閉鎖前、閉創開始前、看護師交代時、必要に応じて適宜）、手術終了後にカウントが行われます。

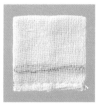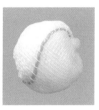

（左から）滅菌ワイプスポンジＸ、オオサキツッペル・Ｘ

写真提供：オオサキメディカル株式会社

　カウントとは、数を数えることです。「カウントがOK」ということは、「カウントが一致している」ということです。施設によってタイミングは定められていますので、定められたタイミング、方法で実施することが重要です。

　体内残存が引き起こすリスクとして、感染、身体損傷、再手術などが挙げられ、体内残存は、患者さんに重大な不利益を及ぼします。カウント時、カウントが一致していない場合は、閉創することはできません。Ｘ線などをとるなどして、捜索しなければいけません。見つかるまで、どんなことをしてでも探します。手術に携わる医療従事者が密なコミュニケーションを取りながら手術を進めていくことが、防止の一つとなります。

❷出血量の測定

　手術開始から終了までの間に、患者さんの全身状態を把握するために、正確に出血量を測定することがとても重要です。

　手術で使用されるガーゼは、1枚（30cm×30cm）あたりの重量（約3g）が一定です。ガーゼの出血量－（測定したガーゼの枚数×3）が、その測定時の出血量となります。

　血液は、湿性生体物質の1つです。また、手術操作によっては、体液が混ざった血液となることもあります。出血量を測定する際は、適切なPPEを選択しましょう。

16. 手術室退室
（手術終了～退室）

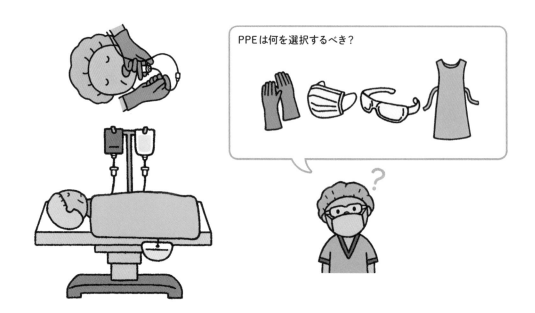

PPEは何を選択するべき？

　手術が終了した後は、気管チューブを取り除きます。その後、帰室するための準備（血液など
での汚染除去のための清拭やドレーン固定など）を行います。

・・・・・・・

Q. 麻酔科医が気管内チューブの抜管の手技を行う時のPPEは何を選択しますか？ マスクと帽
　子はすでに着用済みとします

A. ゴーグルをつけ、手指衛生を行い、手袋をつけます。

（その理由は？）

　患者さんの唾液は湿性生体物質です。手技時に唾液の曝露（飛散）を受けることもあり得ます。
湿性生体物質から医療従事者自身を守るためにゴーグルおよび手袋をつけます。

Q. 看護師は、手術後の全身清拭をする際、PPEは何を選択しますか？ マスクと帽子はすでに
　着用済みとします。

A. 手指衛生を行い、手袋をつけます。必要に応じて、エプロンをつけます。

（その理由は？）

　患者さんの体は、血液や体液などの湿性生体物質で汚れている可能性があります。湿性生体物
質から医療従事者自身を守るために手袋（必要に応じてエプロン）をつけます。

❶ 手術室退室の流れ

　手術が終わると、術者や手術室看護師らによって、患者さんを覆っている滅菌不織布が外されます。

　手術室看護師らは、皮膚状態を観察しながら、血液や体液により汚染されている患者さんの体を清拭し、ドレーンの固定を行います。全身麻酔の覚醒の後、麻酔科医が気管チューブを抜去（抜管）します。状態が安定すると病棟や集中治療室に帰室となります。

　医療従事者にとっては、患者さんの様々な湿性生体物質と接触する機会が非常に多い場面となります。

　手術の創のような感染のない切創は、一次治癒に分類され、手術直後から創傷の治癒が始まり48時間で上皮化するといわれています。

　「SSI防止のためのガイドライン」では、縫合閉鎖された創の場合、術後24〜48時間は滅菌材料で被覆して保護することが強く勧められています。

　創部の周囲皮膚の水分を除去し、滅菌された被覆材（ドレッシング材）を貼付します。ドレッシング材は、数多くあるので、適したものが選択されます。

　次に、麻酔覚醒から気管チューブを抜去（抜管）するまでの流れを右に示します。

　挿入されている気管チューブを抜去する条件（抜管の条件）は、呼吸状態、胸郭の動き、呼名反応、開眼、離握手などで、それらが満たされているかを確認した後に実施されます。

　気管内吸引は、気管内に貯留した分泌物による気道の閉塞や抜管後の誤嚥の防止、口腔内吸引は、抜管時に口腔内に貯留した分泌物が気道内に流れ込み誤嚥することを防止します。

　抜管時は、患者さんの唾液が飛散しやすいため、適切なPPEを選択します。

人工呼吸→補助呼吸
↓
筋弛緩薬の拮抗薬投与
↓
気管内、口腔内吸引
↓
覚醒状況の確認
↓
抜管
↓
口腔内吸引
↓
状態観察

　状態の安定後、術者、麻酔科医、手術室看護師らで協力をして、退室の準備を行います。麻酔科医により、状態が安定し、手術室より退室しても安全であることが確認されたら、患者さんの手術室退室となります。手術室看護師は、病棟看護師へ、患者さんの手術中の状況や術後の看護援助や処置に必要な情報を正確に申し送ります。

17. 術後①：病棟帰室 (手術直後)

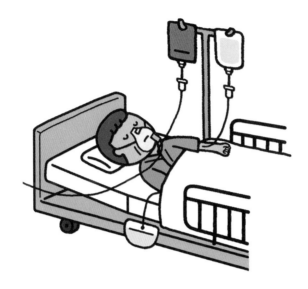

　病棟あるいは集中治療室に戻りしだい、患者さんの状態の把握を行います。

　Aさんは、腹腔鏡下低位前方切除術を受けました。術後の挿入物は、点滴、吻合部前面にドレーン（1本）、尿道留置カテーテルが留置されています。

　また、術直後のため、酸素マスクで酸素が投与されています。

・・・・・・・

Q. 帰室後、初回に術後の患者さんの状態を把握する時のPPEを考えてみましょう。

A. 患者さんへどのような処置、ケアをするかによって異なります。

　もしも尿量を測定するなら……エプロン、マスク、ゴーグル（アイガード）が必要ですね。

　もしも寝衣交換するなら……

　これまでの学習を踏まえて、次のページの問いを考えてみましょう。

❶ 手指衛生のタイミングとPPEの選択

　手指を介した交差感染を防ぐためには、病室における医療エリアと患者ゾーンを理解し、適切なタイミングで手指衛生を行うことが重要です。

　では、退室後、点滴、ドレーンや尿道留置カテーテルを留置されている患者さんにおいて、以下のような説明、処置やケアが行われる場合の手指衛生のタイミングを考えてみよう。(解答はp.117)

＊患者エリアに入ってからの手指衛生と患者エリアを出るときの手指衛生は、すでに実施したものとします。

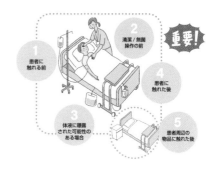

（WHO：My 5 Moments for hand hygiene を基に作成）

Q1. 看護師 (あるいは看護学生) は、体温測定を行うために病室に訪室しました。

Q1-1. その際の手指衛生の (タイミング) に〇をつけましょう。

　　（　　）　➡　体温測定　➡　（　　）

Q1-2. その際に必要なPPEに〇をつけましょう。

　　（　　）手袋、（　　）エプロン、（　　）マスク、（　　）ゴーグル・シールド

Q2. 看護師 (あるいは看護学生) は、バイタルサイン (体温、脈拍、血圧) の測定を行います。

Q2-1. その際の手指衛生の (タイミング) に〇をつけましょう。

　　（　　）　➡　体温測定　➡　脈拍　➡　血圧　➡　（　　）

Q2-2. その際に必要なPPEに〇をつけましょう。

　　（　　）手袋、（　　）エプロン、（　　）マスク、（　　）ゴーグル・シールド

Q3. 看護師 (あるいは看護学生) は、帰室後、初めて全身清拭を行います。

Q3-1. その際の手指衛生の (タイミング) に〇をつけましょう。

　　（　　）　➡　全身清拭　➡　（　　）

Q3-2. その際に必要なPPEに〇をつけましょう。

　　（　　）手袋、（　　）エプロン、（　　）マスク、（　　）ゴーグル・シールド

Q4. 医師 (あるいは医師学生) が術後の腹部の診察するために病室に訪室しました。

Q4-1. その際の手指衛生の (タイミング) に〇をつけましょう。

　　（　　）　➡　腹部の診察　➡　（　　）

Q4-2. その際に必要なPPEに〇をつけましょう。

　　（　　）手袋、（　　）エプロン、（　　）マスク、（　　）ゴーグル・シールド

18. 術後②：排液量測定

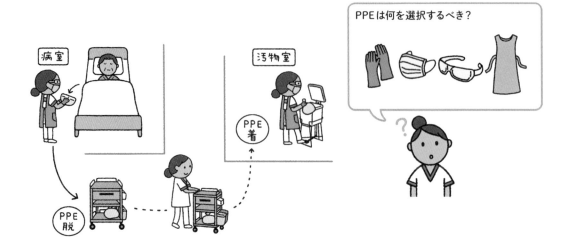

　術後の水分出納バランス（in outバランス）を把握するために、留置されているドレーンからの排液量を測定します。ドレーンの排液バッグからの排液量測定時のPPEについて考えてみましょう。

・・・・・・・・

Q. 排液量を測定する時のPPEは、何を選択しますか？

A. エプロン、マスク、ゴーグル（アイガード）をつけ、手指衛生を行い、手袋をつけます。

（その根拠は？）

　血液などの湿性生体物質の飛散と曝露から医療従事者を守るためです。

Q. 病室内で測定後、汚物室に排液を移動させる際、装着しているPPEはどうしますか？

A. 排液はワゴンなどに乗せ、PPEは脱衣し、汚物室で新たにPPEを装着します。

（その根拠は？）

　移動時の飛散からその他の患者さん、医療従事者を守るためです。

　あるいは、排液回収後汚染した手袋のみを交換しエプロン、マスクはそのままにして汚物室へ排液します。このときに注意することは汚物室内に直行することです。

　どのタイミングで装着し、脱衣するのか、根拠を考えてPPEを選択します。また、排液バッグから排液する場合は、エプロンに飛散する可能性があります。前腕などがエプロンに接触しないよう十分注意しましょう。

❶ ドレーン管理

（1）ドレナージとは

　ドレナージは、体腔内に貯留した体液や気体などを体外に排出することをいい、病態の改善、感染予防、診断・観察の目的で行われます。ドレナージは、目的によって、次の3つに分類できます。

- ▶ 治療的ドレナージ：治療のために、体内に貯留した液体や気体を取り除く。
- ▶ 情報的ドレナージ：手術部位からの出血や消化液のもれなどの異常を早期に発見し、貯留物の性状を観察する。
- ▶ 予防的ドレナージ：滲出液の貯留が予想される部位に留置し、貯留を防ぐ。

ドレナージには排液方法によって、開放式ドレナージと閉鎖式ドレナージに分類できます。

- ▶ 開放式ドレナージは、ドレーンの体外部分を体表から2～3cmの部位で切り、ガーゼなどを当てて、自然に排液を促す方法です。
- ▶ 閉鎖式ドレナージは、ドレーンを持続吸入器や留置バッグに接続し、排液を容器内に集める方法で、受動的ドレナージ（排液集容器などに接続し、自然の圧差やサイフォンの原理を利用する方法）と能動的ドレナージ（陰圧をかけて吸引する方法）に分類できます。

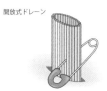
開放式ドレーン
カテーテル先端を短く切断し、ガーゼを当てて染みこませる

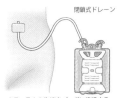
閉鎖式ドレーン
カテーテルの先端をバッグに接続する

（2）ドレーンの種類と留置部位

　ドレーンには、種類が様々あります（ごく一部です）。ドレナージ方法に合わせて、ドレーン、バッグを選択します。

多管型
平板型
フィルム型ドレーン
（ペンローズドレーン）

単孔型
平型
チューブ型ドレーン

デュープルドレーン
プリーツドレーン
複合型ドレーン

ラウンド型
フラット型
ブレイク型ドレーン

二腔型
三腔型
サンプ型ドレーン

　また、例えば、腹腔に留置される位置として、右図のような部位に留置されます。

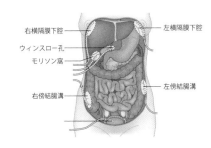
右横隔膜下腔
左横隔膜下腔
ウィンスロー孔
モリソン窩
左傍結腸溝
右傍結腸溝

（３）ドレーン管理

　ドレーンの挿入中は、挿入部からの感染や排液ルートを通じての逆行性感染に十分に注意する必要があります。

　ドレーンルートの屈曲・閉塞に注意し、排液が流れるようにしましょう。

　また、基本的に排液バッグは挿入部位より低くおきましょう。ただし、床に排液バック、排液口が触れないように注意する。

　排液を回収する際は、周囲の環境を汚染しないようにも注意しましょう。

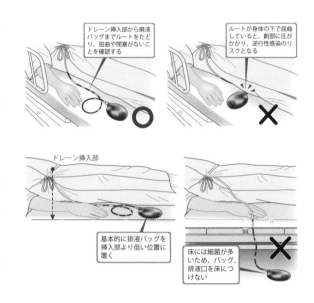

ドレーン挿入部から廃液バッグまでルートをたどり、屈曲や閉塞がないことを確認する

ルートが身体の下で屈曲していると、創部に圧がかかり、逆行性感染のリスクとなる

ドレーン挿入部

基本的に排液バッグを挿入部より低い位置に置く

床には細菌が多いため、バッグ、排液口を床につけない

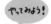 チェックリストを用いて自身の技術をチェックしてみよう。

排液測定時のチェックリスト

	項目	評価
1	患者に触れる前の手指衛生ができる。	
2	排液の必要性を患者に説明できる。	
3	チューブ類（導尿チューブ、ドレーン等）に貯留している排液をバッグへ流すことができる。	
4	手指衛生し、個人防護具（エプロン、マスク＋シールド、手袋）を手順通りに着用できる。	
5	清潔に排液バッグ／尿バッグ（以下、バッグ）の排液口のコックを開放することができる。	
6	バッグの排液口がシリンダー類に触れずに排液できる。	
7	排液後、バックの排液口の先端をアルコール綿で消毒できる。	
8	アルコール綿をビニール袋に破棄し、排液をワゴンに収納することができる。	
9	個人防護具（手袋、エプロン、マスク＋シールド）を手順通りに脱ぎ、手指衛生ができる。	
10	チューブ類（導尿チューブ、ドレーン等）の屈曲、過度な伸展などがないか確認できる。	
11	患者を触れた後の手指衛生ができる。	
12	汚物室に移動後、手指衛生をし、個人防護具を着けることができる。	
13	目線の位置をシリンダーの液面に合わせ、排液量を測定できる。	
14	排液量、排液の性状を観察できる。	
15	個人防護具を脱ぎ、手指衛生ができる。	
16	ワゴンの清拭消毒ができる。	

Q. 腹腔ドレーンの排液バッグをベッド柵にかけた図を示す。正しいのはどれか。

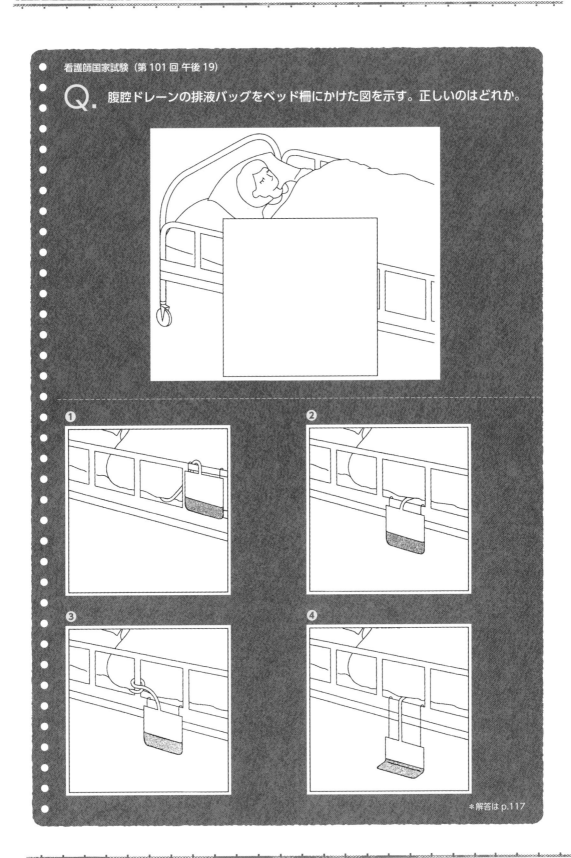

① ② ③ ④

＊解答は p.117

19. 術後③：創傷管理

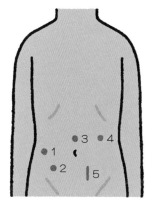

1、2、4：鉗子ポート
3：カメラポート
5：腸を取り出す創

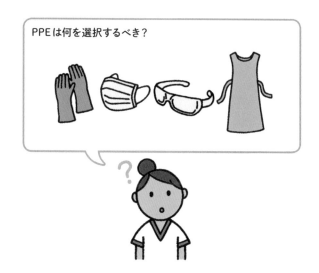

PPEは何を選択するべき？

　術後48時間は、滅菌された創傷被覆材で保護します。48～72時間経過すると、創面は閉鎖され、皮膚表面からの汚染の心配はなくなります。それまでにもし滲出液があっても、感染が疑われない場合は、創傷被覆材の交換は見合わせます。術後、創傷部の観察および処置を行う時のPPEについて考えてみましょう。

・・・・・・・

Q．寝衣のボタンを外す時のPPEは、何を選択しますか？（湿性生体物質の汚染はないとします）
A．PPEは不要で、手指衛生のみ行い、寝衣を外します。
（その根拠は？）
　血液などの湿性生体物質による目に見える汚染がない場合は、PPEは不要です。ただし、標準予防策の観点より、「患者に触れる前」の手指衛生は必要です。

Q．ドレッシング材を交換する場合のPPEは何を選択しますか？
A．手指衛生を行い、手袋を装着します。
（その根拠は？）
　創傷被覆材には滲出液などが付着している可能性があり、感染から医療従事者を守るためです。また、医療従事者の手指の病原体が患者さんに伝播するのを防ぐためです。

❶ 創傷の管理

　手術で縫合閉鎖した創部は、術後24〜48時間は滅菌された創傷被覆材で保護しますが、そ
れ以降の被覆は必要ないと言われています。また、基本的には、創部を消毒する必要はありませ
ん。そのため、十分に創部の観察をする必要があります。

（1）創傷治癒の過程

　創傷の治癒は、右のように進み各時期が重なりながら進行します。

- ▶ 止血・凝固期：受傷反応として、一過性に血管が収縮し、血
  小板が凝集することによって止血される。

- ▶ 炎症期：炎症反応として、傷害された血管内皮細胞や肥満細
  胞から産生されるヒスタミンやセロトニンなどの働きによっ
  て、血管拡張や血管透過性の亢進が起こり、好中球やマクロ
  ファージが遊走して、菌や死細胞の貪食を行う。

- ▶ 増殖期：血管外へ漏出したフィブリノゲンは、凝固過程によってフィブリンとなり、フィ
  ブリン網が創腔中に形成される。フィブリン網の中に線維芽細胞が出現して増殖し、コラー
  ゲンなどを合成分泌して細胞外基質が造られる。その後、微小血管系において血管新生が
  始まる。血管内皮細胞が増殖して間質を遊走し、互いに密着して、ネットワークを形成する。

- ▶ 再構築期（リモデリング期）：線維芽細胞が成熟して盛んにコラーゲンを分泌して、創の抗
  張力が増大する。健康な肉芽細胞が形成され、創収縮が起こり、創部の上皮細胞は多層化し、
  創が閉鎖される。その後、血管系が退縮し、瘢痕化して創が成熟する。

止血・凝固期
（受傷1〜2日）
↓
炎症期（受傷1〜7日）
↓
増殖期（3日〜2週間）
↓
再構築期（リモデリング
期）（2週間〜2年）

（2）創傷管理

　術後48〜72時間を経過すればシャワー浴が可能です。手術創の処置の前後には、必ず手指
衛生を行い、手術創に対しては、手袋を着用して処置を行いましょう。

看護師国家試験（第100回 午前43）

Q. 創傷の治癒過程で正しいのはどれか。

❶ 炎症期、増殖期、退行期に分けられる。　｜　❷ 創の局所を圧迫すると、治癒が促進される。
❸ 一次治癒とは、創を開放したままにすることをいう。
❹ 良好な肉芽の形成には、清潔な湿潤環境が必要である。

＊解答は p.117

20. 術後④：リハビリテーション

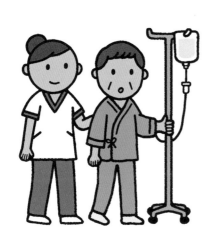

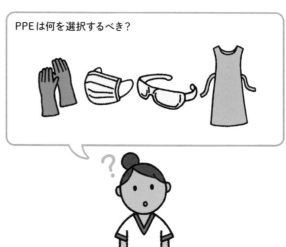

PPEは何を選択するべき？

　術後は、早期に離床を進めていきます。術後の患者さんには、点滴、ドレーン、膀胱留置カテーテルなど多くの挿入物が留置されています。そのような挿入物が留置している患者さんとの初回離床時と離床数日後の歩行訓練時のPPEについて考えてみましょう。

・・・・・・・

Q．初回離床時のPPEは、何を選択しますか？（湿性生体物質の汚染はないとします）

A．PPEは不要で、手指衛生のみ行い、離床を行います。

（その根拠は？）

　血液などの湿性生体物質による目に見える汚染がない場合は、PPEは不要です。ただし、標準予防策の観点より、「患者に触れる前」の手指衛生は必要です。

Q．歩行訓練の時のPPEは、何を選択しますか？（湿性生体物質の汚染はないとします）

A．PPEは不要で、手指衛生のみ行い、歩行訓練を行います。

（その根拠は？）

　血液などの湿性生体物質による目に見える汚染がない場合は、PPEは不要です。ただし、標準予防策の観点より、「患者に触れる前」の手指衛生は必要です。

　患者さんによって、状況は異なります。患者さんの状況をよく把握し、PPEを選択しましょう。

❶ 早期離床と早期からの積極的なリハビリテーション

（1）イーラス（術後回復能力強化、enhanced recovery after surgery；ERAS）

欧州で 2001 年頃から提唱され始めた、①手術侵襲（反応）の軽減、②手術合併症の予防、③術後の回復促進、を主目的とした多職種によるチーム医療により実施される術後回復強化プログラムをいいます。

（2）早期離床

時期	術前	術中	術後
内容	• 手術に関する説明と不安の軽減 • 貧血の改善、禁煙・禁酒、術前リハビリテーション • 絶飲食期間の短縮 • 水分・炭水化物の摂取 • 必要最低限の腸管の前処置 • 適切な麻酔前投与薬の使用	• 低侵襲手術の選択 • 標準的な麻酔方法の選択 • 予防的な抗菌薬の投与 • 効果的な皮膚消毒薬の選択 • 体温管理による低体温の予防 • 過剰投与防止のための輸液管理 • 深部静脈塞栓症の予防 • 術後悪心・嘔吐予防のための薬物投与 • 必要最低限のドレーン留置	• 麻酔覚醒前の経鼻胃管の抜去 • 不要なドレーンの抜去 • 膀胱留置カテーテルの早期抜去 • 適切な管蠕動運動の促進 • 適切な疼痛コントロール • 経口摂取の早期再開 • 経口サプリメントによる栄養補給 • 血統のコントロール • 早期離床の促進 • 退院に向けた調整

早期離床とは、ポジショニング、他動運動、体位調整、頭部挙上（ヘッドアップ）、自動運動などベッド上で行うものから、徐々に端坐位、立位、坐位（椅子や車椅子へ移乗）、歩行などへ移っていきます。

早期離床の意義として、以下のようなものが挙げられます。

◉ 離床による酸素消費量の増加が呼吸運動を促進し、呼吸器合併症を予防する。

◉ 心拍出量が増加し、全身循環を促進し、血圧の維持と創傷治癒を促す。

◉ 腸蠕動を促進し、腸内容物の貯留を防ぎ、術後のイレウスへの移行を予防する。

◉ 術後早期から床上で自動・他動運動を実施することで、四肢の筋力と関節可動域の維持につながる。

離床を図ることで、全身の筋力低下、関節拘縮、神経麻痺および深部静脈血栓症を予防する。

◉ 活動範囲を広げることで、日常生活に対する自信の回復と意欲の向上、さらに自立を促進する。

術後の患者さんの状態は、患者さんが受けた術式、手術を受ける前の状態などによって異なります。

その時の患者さんの情報を収集し、その情報をアセスメントし、患者さんの状態を把握しましょう。患者さんの状態・状況に応じた適切なPPEを選択し、援助（処置）を行うようにしましょう。

Ａさんの周術期の一連の流れを通して、Ａさんに必要な感染対策を考えることが出来ましたか？

　常に、その患者さんの状態や状況に応じた標準予防策を考え行動しましょう。

　迷った時は、標準予防策の概念に戻るとともに、現場で働く医療従事者に確認しましょう。

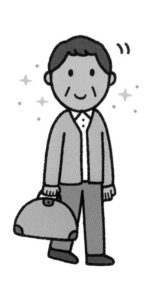

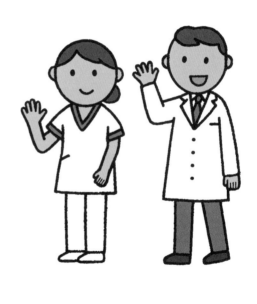

職業感染対策
（血液・体液曝露対策）とは？

第5章
Chapter 5

医療従事者は、自らの皮膚や粘膜に、「感染の可能性がある」として取り扱われる「血液」や「体液」などの曝露を受ける危険を伴いながら、患者さんにケアや処置などを行っています。

医療従事者が、自らが提供するケアや処置などの医療行為が原因で、新たな感染症に罹患することを職業感染といいます。予め、徹底した職業感染予防策を講じるとともに、発生した場合は、速やかに適切な対応を行う必要があります。臨床実習の際、感染（感染症）への予防策を十分に講じていても、学生さんも、いつ血液や体液に曝露されるかわかりません。実習前から職業感染に関する基礎的な知識を学ぶことは、実習での予防策の徹底につながる第一歩です。

1. 血液や体液による感染のリスク

血液や体液への曝露は、血液に汚染された鋭利器材（注射針、メスの刃など）による針刺し切創や血液や体液の飛散が目などに入ることなどが原因として挙げられます。

Japan-EPINet Surveillance：エピネット日本版サーベイランス2017年度（JES皮膚・粘膜曝露）の結果をみると、汚染した体液として血液等が75％と、血液に曝露する機会が多いことがわかります〔職業感染制御研究会ホームページ（全国調査（JES））http://jrgoicp.umin.ac.jp〕。

血液や体液を介して、感染を生じる細菌やウイルスなどの感染病原体を血液媒介病原体といい、血液媒介病原体として、HBV（B型肝炎ウイルス）、HCV（C型肝炎ウイルス）、HIV（ヒト免疫不全ウイルス）などがあります。

医療従事者が血液やその他の潜在的な感染性の物質によって汚染された鋭利器材で刺したり、切ったりすることを針刺し切創といい、飛散した血液及びその他の潜在的な感性性の物質によって皮膚の創傷部位や粘膜が汚染されることを皮膚／粘膜曝露といいます。

学生さんの場合は、自ら鋭利器材を用いたケアや処置を行うことはないと思いますが、そばで見学するなどによって、曝露するリスクがあります。どのようなときに起こりやすいのか、またどのようなリスクがあるのかをあらかじめ知っておくことは、適切な感染予防につながります。

2. 血液や体液への曝露の予防

　血液や体液曝露による職業感染の予防には、日頃からPPEの装着など標準予防策を遵守すること、また針刺し切創事故の防止や感染性廃棄物の適切な処理などの予防策を講じることが重要です。

❶ 針刺し切創予防

　近年、針刺し切創防止のために多くの器材が開発されています。安全装置付きの器材を適切な手順で用いることが大切です。

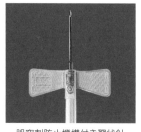
誤穿刺防止機構付き翼状針

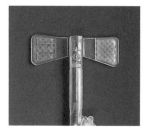
使用後、翼状針のチューブを引くと、本体内に針が収納されます。

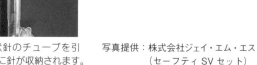
写真提供：株式会社ジェイ・エム・エス（セーフティ SV セット）

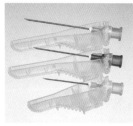
針刺し防止機構付き注射針

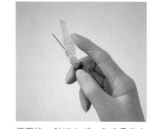
使用後、針にカバーをすることで針刺し事故を防止する

写真提供：テルモ株式会社（シュアガード®Ⅲ）

　JES2017では、針刺し切創の発生場所として手術室が多く報告されており、年々増加していることがわかります。

　手術室では、清潔野に設けた鋭利器材を一時的に置くためのニュートラルゾーンや安全装置付きの器材を用いるなどの様々な対策を行います。

　また、針などの鋭利器材を破棄するための廃棄ボックスは、耐貫通性で液漏れしないように破棄することや、満杯にはせず8割程度で廃棄するなどの対応が必要です。

❷ 皮膚、粘膜曝露予防

　血液や体液に触れる可能性がある場合は、手袋を着用し、血液や体液が飛散する恐れがある場合は、手袋とサージカルマスク、ゴーグルなどで粘膜の保護を徹底する必要があります。

3.血液や体液への曝露後の対応

　血液や体液への曝露の発生経路は、針刺し切創などによる曝露と皮膚粘膜への曝露があります。

　血液や体液への曝露時の対応は、各施設で定められています。あらかじめ対応を確認しておくことで、必要時に迅速に対応することができます。

　米国バージニア大学のJanine Jagger教授らによって開発されたEPINet™は、Exposure Prevention Information Networkの頭文字から名づけられており、「曝露予防」のための「情報」を「ネットワーク」化して対策に生かすための報告書です。

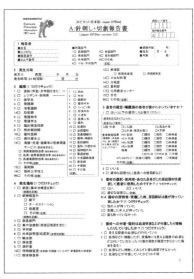

　右は、日本の職業感染制御研究会により翻訳改訂された「エピネット日本版」です。

　万が一、曝露した場合は、受傷／汚染部位を流水下で十分に洗浄し（5分以上）、定められている対応に沿って行動しましょう。また、施設で定められている方法で報告を行うことが重要です。

　学生さんの場合は、自身が所属する大学や専門学校などで実習中における血液や体液曝露時の対応について定められているかと思います。あらかじめ確認し、実習に臨みましょう。

4.医療従事者とワクチン接種

　医療従事者は、自ら感染源となるリスクと患者さんなどから感染を受けるリスクがあります。

　医療現場において問題となるウイルス感染症には、水痘、麻疹、風疹、流行性耳下腺炎、B型肝炎、インフルエンザなどがあります。水痘、麻疹、風疹、流行性耳下腺炎は、ワクチンを接種することで感染や発症を予防することができるため、抗体価の確認と必要時の追加ワクチンの接

種が有用です。

　幼いころにワクチン接種を受けたり罹患したことがある場合は、ワクチン接種歴や罹患の記憶があいまいな場合があるため、母子手帳での確認や必要に応じたワクチン接種が推奨されています。

　臨床で実習をする皆さんも、実習前に抗体価検査を行い、必要に応じてワクチン接種することが必要でしょう。

　本学（昭和大学）では、実習前に右のような抗体価検査カードを持ち実習に臨んでいます。確認が必要になった際、速やかに確認と対応が可能です。

　医療施設での感染対策に関するワクチンとして、インフルエンザワクチンやB型肝炎ウイルス（HBV）ワクチンがあります。インフルエンザワクチンを接種することで、インフルエンザによる重篤な合併や死亡を予防することにつながります。

　また、感染の予防が可能な血液媒介病原体は、HBVのみです。そのため、HBVワクチンを接種することが推奨されています。ワクチン接種は、接種回数や間隔などの規定や副反応もあり、接種時には注意が必要となります。

　ワクチン接種は、患者さんそして自らを守ることができる予防策の1つとなります。

Showa University

氏名：
学籍番号：　　　　　　　　性別：

項目	検査日	抗体価	ワクチン接種日
麻疹			
風疹			
水痘			
ムンプス			

検査日：

項目	抗体価	ワクチン接種
HBs抗体		

結核関連検査（検査日：　　　　）
判定結果：

★発熱、発疹、下痢、嘔吐などの症状があるときは、感染症の疑いがあります。院内感染防止対策上、実習前に必ず受診し、医師の診断を受けて下さい。

昭和大学保健管理センター

看護師国家試験（第106回 午後22）

Q. 針刺し事故によって感染するのはどれか。

❶RSウイルス ｜ ❷B型肝炎ウイルス
❸ヘルペスウイルス ｜ ❹サイトメガロウイルス

看護師国家試験（第105回 午前40）

Q. 針刺し事故対策で最も適切なのはどれか。

❶針刺し部位を消毒液に浸す。
❷注射針のリキャップを習慣化する。
❸事故の当事者を対象にした研修を行う。
❹使用済みの針は専用容器に廃棄することを徹底する。

＊解答はp.117

第6章 卒業前(在学中)から繋がる 感染管理教育とは?
Chapter 6

1. 卒業前になぜ感染管理に関する教育が必要なのか？ そのための環境づくりはどのようにあるべきか？

　みなさん、"なぜ在学中から感染管理教育が必要なのか？"理解できたでしょうか。

　現在、新型コロナウィルス感染症（COVID-19）により、医療現場だけではなく日常生活にも著しい変化が生じています。この数年を振り返ってみても、世界中で、インフルエンザ、新興感染症に分類される重症性急性呼吸器症候群やエボラ出血熱、再興感染症に分類される結核やデング熱など様々な感染症が流行しています。2009年4月に北米大陸で発生した新型インフルエンザは、瞬く間に世界中に拡散され、世界保健機関（WHO）は2009年6月11日に21世紀最初のパンデミック宣言を行いました。

　米国の医療機関における感染対策は、米国疾病管理予防センター（CDC）が作成したガイドラインをもとに実施され、このCDCのガイドラインは世界各国の感染対策の基本となっています。CDCが1998年に提示したGuideline for Infection Control in Health Care Personnel (Elizabeth A.Bolyard et al, 1998) では、感染対策に関する様々な勧告を行っています。それによると、医療従事者だけではなく、学生、研修生や医療施設で従業するすべての職種の職員らも感染性物質に曝される可能性があるとしており、将来、医療従事者となる学生らも、在学中から医療従事者と同様な感染対策への知識と技術の習得が必須であるとされています。医療従事者になる学生さんたちは、チームの一員として、感染対策に対する知識と技術を習得が必須であると言うことです。感染対策の知識と技術を習得は、患者さんそして自らの安全を守ることへと繋がります。

　それでは、このような感染管理教育を行うための環境づくりはどうしたらよいでしょうか？知識および技能態度は一度の学修では定着しません。何度も継続的に繰り返して学修することが求められます。そのためには、体系的な感染管理教育が必要です。感染管理教育は、各医療専門職教育において、共通かつ基本的な事項です。そして体系的に実施していくためには、1つの科目あるいは特定の教育職員だけでは実施できません。医療従事者を育成するための教育のなかの共通項目として、多職種の教育職員が連携し、一貫した内容を横断的にかつ継続的に実践する環境を確保していくことが不可欠です。次ページに本学（昭和大学）で行っている体系的な感染管理教育を示します。

　卒前の感染管理教育において、教育現場と臨床現場が連携し、かつ質が保証された基礎教育から実践に繋げることを主眼とした体系的な感染管理教育の体制の構築を促進することが必要です。

（下司映一）

2. 実際の教育プログラムの紹介

実際の教育プログラムの紹介をします。

GIO：将来、医療人として、感染管理に関する基盤を身につけるために、感染管理に関する知識、技術を学習し、対象の病状や状況に応じた予防策を習得する。

			スタンダードコース（必須）			アドバンスコース	
			レベル1	レベル2	レベル3	レベル4	レベル5
時期			1年生	2年生	3年生	4年生	
SBOs			1. 標準感染予防策の概念が理解できる。 2. 手指衛生の目的と方法が理解できる。 3. 手指衛生を手順通り実施できる。 4. 個人防護具（PPE）の目的と方法が理解できる。	1. 標準感染予防策の概念を説明できる。 2. 手指衛生の目的と方法を説明できる。 3. 手指衛生を手順通り実施できる。 4. 個人防護具の目的と方法を説明できる。 5. 個人防護具を手順通り着脱できる。	1. 標準感染予防策の概念を説明できる。 2. 手指衛生および個人防護具が手順通りに実施できる。 3. 対象に合わせた標準感染予防策が実施できる。	1. 感染経路別予防策の概念を理解できる。 2. 対象に合わせた感染経路別予防策を選択することができる。	1. 感染経路別予防策の概念を説明できる。 2. 対象に合わせた感染経路別予防策を実施できる。
講義	内容		・感染、感染症とは ・標準予防策について ・手指衛生の目的、方法 ・PPEの目的、方法	・レベル1、レベル2の復習	・レベル1、レベル2の復習 ・感染経路別予防策について	・感染経路別予防策について	・レベル1〜5の復習
演習	手指衛生	演習内容	・手順確認後、実施する（P23）	・実施する（P23）	・実施する（P23）		
		評価	・ブラックライトでの汚染部を確認する（P23）	・ブラックライトでの汚染部を確認する。	・ブラックライトでの汚染部を確認する。		
	PPE	演習内容	・手順確認後、PPEの着脱を実施する（P33-38）	・PPEの着衣後、赤絵の具で汚染させ、PPEを脱衣する（P41）	・PPEの着衣後、蛍光塗料で汚染させ、PPEを脱衣する（P43）		
		評価	・チェックシートを用いて評価する（P24）	・チェックシートを用いて評価する（P40） ・チェックシートを用いて評価する（P42）	・チェックシートを用いて評価する（P40） ・チェックシートを用いて評価する（P42）		
	応用	演習内容			・排便をしている）せん妄患者のおむつの交換の実施する（P44） ・喀痰している）せん妄患者のおむつの交換の実施する（P44） ・椅子移乗の実施する（P44）		
		評価			・ディスカッション		

3. 卒業前に学んだ感染管理教育は、
   どのように臨床の現場で活かされるの!?

　では、卒業前に学んだ感染管理教育が、就職後どのように活かされるのか、とある看護師の新人さんの事例を紹介したいと思います。

　筆者は現在、臨床教員として看護学生の教育に携わりながら、看護職員として新人看護師の教育の責任者をしています。筆者の勤務する病院の感染管理教育は、昨年度までは、集合教育（1つの場所に集まって行う研修）という形で行われていました。新人さんたちは、まずその研修で、感染管理認定看護師さんから、感染管理に関する基本的知識の講義を受け、個人防護具の着脱のトレーニングを行います。その後、自身の所属する部署で復習し、患者さんのケアを実践していくことになります。集合研修を受けたとしても、目に見えない細菌や汚染を考え行動することがなかなか難しく、実践の中で先輩たちからの繰り返し支援を受けながら、知識と技術を獲得していくのが例年の流れでした。

　しかし今年は、新型コロナウイルス感染症の感染拡大に伴い、集合研修は中止となってしまいました。知識面はe-Learningを活用し習得することとなりましたが、技術面の教育は各病棟に任されることとなりました。そこで、筆者の勤務している病棟では、新人さんの感染管理に関する知識と技術の習得状況を確認し、トレーニングを進めることとなりました。

　技術のトレーニングを実施した際、とある新人さんから「大学で何度もやってきたので覚えています！ 根拠も理解できています♪ 病院で勤務している感染管理認定看護師さんがきてくれたものと同じなので、きちんと覚えています♪」という反応がみられました。その新人さんは、スムーズに個人防護具の着脱をし、その根拠もきちんと答えられることができました。その自信に溢れた姿を見て、とても誇らしく思いました。

　この新人さんは、大学在学中に、基礎教育と臨床での教育が連動した体系的な感染管理教育（p.116の教育プログラム）を受け、知識と技術を積み上げてきました。在学中から患者さんの安全を守るために必要な感染管理教育を継続的に受けてきたことで、就職した時点で新人さんはすでに患者さんと向き合う準備ができていました。これは、新人さんの強みとなり、患者さんに安全で、安楽な援助の提供に繋がる一歩になると思います。

　みなさんが"今"学んでいることは、将来、医療従事者となったときの糧となります。ぜひ、"今"の学びを大切にしてください。

（川嶋昌美）

4. コロナ渦でも、感染対策は標準予防策が基本中の基本。学生のうちからしっかり身につけよう！

感染対策は標準予防策が基本

　2019年から流行が始まった新型コロナウイルスの影響で、医療従事者のみならず一般の方々にも感染症対策は習慣として生活に馴染み、ユニバーサルマスキング・ソーシャルディスタンスも日本においては当然の日常になりつつあります。

　では、こうした時代の中で自分自身が、あるいは自分の大切な人が医療を受ける際、何を医療従事者に求めるでしょうか。おそらく、多くの方の答えは安全な医療の提供だと思います。治療を受けるために医療機関を訪れたにもかかわらず、他の感染症に罹って苦しんだり命を落とすようなことは誰も望みません。医療のプロフェッショナル集団である私達には、当然のこととして感染症から患者さんを守り、患者さんの家族・面会者も守り、そして自分自身を守りながら医療を提供できるスキルが求められるのです。特に、感染症対策の基本である標準予防策を理解し、実践できることは、そのための第一歩なのです。

スキルとは、「訓練で身につけた能力」のこと

　筆者が担当している新人看護師や研修医の卒後教育は、入職後間もない4月から開始します。そこでまず話すことは、標準予防策の考え方です。そして徹底的に手指衛生やPPE着脱などの技術を教え込み、スキルの獲得を目指します。

　学生時代に少なからず学んでいることだと思いますが、それがこれからは毎日。白衣を着ている間は、常につきまとう重要なスキルになるからです。

　そして今、世界中が新型コロナウイルスの脅威にさらされ、日本でも多くの医療機関でクラスターが発生していますが、このコロナ禍においても、病院で見直され、徹底することが呼びかけられているのも、標準予防策なのです。新型コロナ対策について、メディアでは白いつなぎのスーツやフェイスシールドなどを着用して、何か「特別なこと」を実践しているように感じているかもしれません。ですが、実は根本には標準予防策があり、これが実践できなければ、その先の特殊な状況には対応できないのです。

　ですから、今、みなさんが学んでいることは、これからの全ての基盤になることなのです。そして、その重要な基盤を早いうち、特に学生時代から学ぶことは、何よりみなさんにとっての将来の武器になります。何のために学ぶのか、何のためのスキルなのか、これを理解してこれからも学びを深めて欲しいと願っています。

（福岡絵美）

p.8	Q. 看護師国家試験（第 107 回 午後 14）	解答 2	Q. 看護師国家試験（第 102 回 午前 30）	解答 1
	Q. 医師国家試験（第 109 回 B35）	解答 c、e		
p.10	Q. 医師国家試験（第 110 回 C11）	解答 d		
p.13	A 1.【（例）唾液、精液、腹水、胸水　など 】		A 2.【（例）涙、膣分泌物、鼻汁、乳汁　など 】	
	A 3.【（例）便、尿　など　　　　　　　　 】			
	Q. 看護師国家試験（第 105 回 午後 20）	解答 3		

p.17-18　A 1.【（例）バイタルサイン測定の前、腹部などの触診の前、移動や介助の前　など 】

　　　　A 2.【（例）採血の前、血管内カテーテル挿入を行う前、損傷皮膚のケアを行う前　など 】

　　　　A 3.【（例）採血、カテーテル挿入を行った後、液状検体の採取および処理をした後、損傷皮膚のケアを行った後、
　　　　　　　創部ドレッシングを行った後、尿・糞便などを除去した後や汚物の処理をした後　など 】

　　　　A 4.【（例）バイタルサイン測定の後、腹部などの触診の後、移動や介助の後　など 】

　　　　A 5.【（例）ベッドリネンの交換後、点滴速度調整後、ベッド柵をつかんだ後　など 】

p.25	Q. 看護師国家試験（第 97 回 午前 119）	解答 2	Q. 医師国家試験（第 102 回 B46）	解答 a
	Q. 薬剤師国家試験（第 100 回 302）	解答 1、4		
p.27	Q. 看護師国家試験（第 100 回 午前 25）	解答 4		

p.51　A. ①空腸　②回腸　③虫垂　④盲腸　⑤上行　⑥横行　⑦下行　⑧S 状　⑨直腸

p.59　Q 1. (　○　) →　体温測定　→　(　○　)

　　　Q 2. (　○　) →　体温　→ (　　　) →　脈拍　→　血圧　→ (　○　)

　　　Q 3. (　　　) →　説明　→ (　　　)

　　　Q 4. (　○　) →　腹部の診察　→ (　○　)

p.63	Q. 看護師国家試験（第 104 回 午前 39）	解答 1	Q. 看護師国家試験（第 103 回 午前 18）	解答 1
	Q. 薬剤師国家試験（第 102 回 244）	解答 1、3	Q. 医師国家試験（第 101 回 G2）	解答 b
p.72	Q. 看護師国家試験（第 104 回 午後 21）	解答 2		
p.73	Q. 医師国家試験（第 112 回 E49）	解答 b		

p.76　A 1. (　○　) 未滅菌手袋／(　　　) 滅菌手袋 、(　　　) アイガード、(　　　) 不要

　　　A 2. (　　　) 未滅菌手袋／(　　　) 滅菌手袋 、(　　　) アイガード、(　○　) 不要

p.87	Q. 看護師国家試験（第 103 回 午前 31）	解答 2	Q. 看護師国家試験（第 95 回 午前 45）	解答 3

p.99　Q 1 - 1. (　○　) →　体温測定　→ (　○　)

　　　Q 1 - 2. (　　　) 手袋、(　　　) エプロン、(　　　) マスク、(　　　) ゴーグル・シールド

　　　Q 2 - 1. (　○　) →　体温測定　→ (　　　) →　脈拍　→　血圧　→ (　○　)

　　　Q 2 - 2. (　　　) 手袋、(　　　) エプロン、(　　　) マスク、(　　　) ゴーグル・シールド

　　　Q 3 - 1. (　○　) →　全身清拭　→ (　○　)

　　　Q 3 - 2. (　　　) 手袋、(　　　) エプロン、(　　　) マスク、(　　　) ゴーグル・シールド

　　　Q 4 - 1. (　○　) →　腹部の診察　→ (　○　)

　　　Q 4 - 2. (　　　) 手袋、(　　　) エプロン、(　　　) マスク、(　　　) ゴーグル・シールド

p.103	Q. 看護師国家試験（第 101 回 午後 19）	解答 2		
p.105	Q. 看護師国家試験（第 100 回 午前 43）	解答 4		
p.112	Q. 看護師国家試験（第 106 回 午後 22）	解答 2	Q. 看護師国家試験（第 105 回 午前 40）	解答 4

索引

参考文献

1）病気がみえるvol.6；免疫・膠原病・感染症，第2版，メディックメディア.

2）メドライン・ジャパン合同会社ホームページ：PPE（個人防護具）の正しい使用法，https://www.medline.co.jp/empower/ppe（最終アクセス日：2020/11/12）

3）厚生労働省検疫所FORTH　海外で健康に過ごすためにホームページ：お役立ち情報，https://www.forth.go.jp/useful/infectious/name.html（最終アクセス日：2020/11/12）

4）IASR，38（3）：p.48〜49，NIID国立感染症研究所，2017.

5）厚生労働省研究班バイオテロ対応ホームページ：https://h-crisis.niph.go.jp/bt/（最終アクセス日：2020/11/17）

6）Guideline for Hand Hygiene in Health-Care Settings Recommendations of the Healthcare Infection Control Practices Advisory Committee and the HICPAC/SHEA/APIC/IDSA Hand Hygiene Task Force；Continuing Education Activity Sponsored by CDC，2003.

7）ヨシダ製薬ホームページ Y's Square：病院感染、院内感染対策学術情報，感染対策学術情報，消毒薬テキスト（Y'sText），Ⅲ消毒対象物による消毒薬の選択，2）医療従事者，http://www.yoshida-pharm.com/2012/text03_01_02/（最終アクセス日：2020/11/12）

8）日本環境感染学会ホームページ：教育，教育用プレゼンテーション資料，日本環境感染学会教育ツールVer.3（感染対策の基本項目改訂版），04手指衛生，http://www.kankyokansen.org/modules/education/index.php?content_id=5（最終アクセス日：2020/11/12）

9）サラヤ株式会社ホームページ：プロフェッショナル手洗い，https://pro.saraya.com/pro-tearai/science/index.html（最終アクセス日：2020/11/12）

10）日本ベクトン・ディッキンソン株式会社ホームページ：感染制御の父　イグナッツ・ゼンメルワイス，http://www.bdj.co.jp/safety/articles/ignazzo/1f3pro00000sihs4.html（最終アクセス日：2020/11/12）

11）臨床外科，手術管理，感染対策—産褥熱の征圧に挑んだSemmelweissの悲劇，61（6）：医学書院，2006.

12）ヨシダ製薬ホームページ Y's Square：病院感染、院内感染対策学術情報，感染対策学術情報，感染対策情報レター（Y'sLetter），2006，感染対策における手袋，http://www.yoshida-pharm.com/2006/letter48/（最終アクセス日：2020/11/12）

13）矢野邦夫、向野賢治訳・編：医療現場における隔離予防策のためのCDCガイドライン；感染性微生物の伝播予防のために，改訂第2版，メディカ出版，2007.

14）基礎から臨床につなげる感染対策教育の導入の効果；看護学生における検証，5（1）：日本いのちの教育学会，p.25〜35，2020.

感染管理ベーシックブック

2020年11月27日　第1版第1刷発行　　　　　　　　　　　定価（本体2,000円＋税）

編　集　　大滝　周・福岡絵美©　　　　　　　　　　　　　　　＜検印省略＞

発行者　　小倉啓史

発行所　　株式会社　メヂカルフレンド社

〒102-0073　東京都千代田区九段北3丁目2番4号
麹町郵便局私書箱48号　電話（03）3264-6611　振替00100-0-114708
http://www.medical-friend.co.jp

Printed in Japan　落丁・乱丁本はお取り替えいたします　　　印刷／大盛印刷（株）　製本／（有）井上製本所
ISBN978-4-8392-1669-6　C3047　　　　　　　　　　　　DTP／タクトシステム（株）　　107152-178